·风湿病中医临床诊疗丛书·

总主编　王承德

硬皮病

分册

主　编　张华东　母小真

中国中医药出版社
·北京·

图书在版编目（CIP）数据

风湿病中医临床诊疗丛书. 硬皮病分册/王承德总
主编；张华东，母小真主编. —北京：中国中医药
出版社，2020.5
ISBN 978 - 7 - 5132 - 5697 - 1

Ⅰ.①风… Ⅱ.①王… ②张… ③母… Ⅲ.①风湿性
疾病—中医诊断学 ②风湿性疾病—中医治疗法 ③硬皮病—
中医诊断学 ④硬皮病—中医治疗法 Ⅳ.① R259.932.1

中国版本图书馆 CIP 数据核字（2019）第 197627 号

中国中医药出版社出版

北京经济技术开发区科创十三街 31 号院二区 8 号楼
邮政编码 100176
传真 010-64405750
河北省武强县画业有限责任公司印刷
各地新华书店经销

开本 710×1000 1/16 印张 15.5 字数 217 千字
2020 年 5 月第 1 版 2020 年 5 月第 1 次印刷
书号 ISBN 978 - 7 - 5132 - 5697 - 1

定价 59.00 元
网址 www.cptcm.com

社 长 热 线 010-64405720
购 书 热 线 010-89535836
维 权 打 假 010-64405753

微信服务号 zgzyycbs
微商城网址 https://kdt.im/LIdUGr
官 方 微 博 http://e.weibo.com/cptcm
天猫旗舰店网址 https://zgzyycbs.tmall.com

如有印装质量问题请与本社出版部联系（010-64405510）

———— 风湿病中医临床诊疗丛书 ————

《硬皮病》

编 委 会

主　编　张华东（中国中医科学院广安门医院）

　　　　　母小真（中国中医科学院广安门医院）

副主编　魏淑凤（北京中医药大学房山医院）

编　委　（按姓氏笔画排序）

　　　　　王梓淞（首都医科大学附属北京朝阳医院）

　　　　　陈　祎（北京中医药大学第三附属医院）

　　　　　董　霞（北京中医药大学房山医院）

《风湿病中医临床诊疗丛书》
编委会

母小真（中国中医科学院广安门医院）

刘宏潇（中国中医科学院广安门医院）

汤小虎（云南中医药大学第一附属医院）

许正锦（厦门市中医院）

李兆福（云南中医药大学）

吴沅皞（天津中医药大学第一附属医院）

何夏秀（中国中医科学院广安门医院）

邱明山（厦门市中医院）

沙正华（国家中医药管理局对台港澳中医药交流合作中心）

张可可（江苏卫生健康职业学院）

张沛然（中日友好医院）

陈薇薇（上海市中医医院）

林　海（中国中医科学院广安门医院）

郑新春（上海市光华中西医结合医院）

胡　艳（首都医科大学附属北京儿童医院）

顾冬梅（南通良春中医医院）

唐华燕（上海市中医医院）

唐晓颇（中国中医科学院广安门医院）

黄传兵（安徽中医药大学第一附属医院）

蒋　恬（南通良春中医医院）

程　鹏（上海中医药大学附属光华医院）

焦　娟（中国中医科学院广安门医院）

谢志军（浙江中医药大学）

谢冠群（浙江中医药大学）

甄小芳（首都医科大学附属北京儿童医院）

薛　斌（天津中医药大学第一附属医院）

魏淑风（北京市房山区中医医院）

编写办公室

主　　任　马桂琴

工作人员　黄雪琪　黄兆甲　沙正华　黄莉敏　国雪丽

路 序

　　风湿病学是古老而年轻的学科，《黄帝内经》有"痹论"专篇，将风湿病进行了完整系统的论述和分类，奠定了风湿病的理论基石；《金匮要略》有风湿之名，风湿病名正而言顺。历代医家对风湿病的病因、病机、治则、方剂、治法循而揭之，多有发挥，独擅其长，各领风骚。

　　在党和国家的中医药政策的扶持下，中医药文化迎来了天时、地利、人和振兴发展的大好时机，这是中医药之幸、国家之幸、人民之幸也。中医风湿病学应乘势而上，顺势而为，也迎来发展的春天。

　　余业岐黄七十余年，对风湿痹病研究颇深，每遇因病致残者，深感回天乏力，幸近四十年科技进步，诊疗技术和医疗条件大为改善，中医风湿病诊疗的水平也在发展中得以提高，而对风湿病的全面继承和系统研究则始于 20 世纪 80 年代初期。1981 年在我和赵金铎、谢海洲等老专家倡导下，中国中医科学院广安门医院成立了最早以研究中医风湿病为主要方向的科室即"内科研究室"，集广安门医院老、中、青中医之精英，开展深入系统的风湿病研究；1983 年 9 月，在大同成立中华全国中医内科学会痹症学组；1989 年在江西庐山成立全国痹病专业委员会；1995 年 11 月在无锡成立中国中医药学会（现为中华中医药学会）风湿病分会。在我和焦树德先生的推动下，中医风湿病的研究距今已近四十载，期间，我相继创立了燥痹、产后痹、痛风等风湿病的病名，阐释了其理论渊源并示以辨证心法及有效方药；我还主持修订了风湿病二级病名如五脏痹、五体痹等诊疗规范，明确其概念、诊断及疗效评定标准，丰富了中医风湿病的理论内涵，为中医风湿病学的标准化、规范化奠定了基础。在我的参与和推动下，研发了风湿病系列的中成药，如尪痹冲剂、湿热痹冲剂、寒湿痹冲剂、瘀血痹冲剂、寒热错杂痹冲剂等，临床一直沿用至今，经多年临床观察，其疗效安全满意。我就任风湿病分会主任委员期间，主持、举办了多次国内外风湿病学术会议，并筹办了多期中医风湿病高研班，大大地促进了风湿病的学术交流和学科的进步与发展。

王承德是我招来的研究生，从工作分配到风湿病分会，一直在我门下且当我的秘书，我对其精心培养，并推荐他为风湿病分会主任委员。自王承德同志担任第二届、第三届中华中医药学会风湿病分会主任委员以来，风湿病学界学术氛围浓厚，学术活动丰富，全国同道在整理、继承的基础上不断进行探索和创新研究。"据经以洞其理，验病而司其义"，按尊崇经典、注重临床、传承创新的思路，参照标准化、规范化的要求，在"十一五""十二五""十三五"全国重点专科——风湿病专科建设成绩卓著，中西结合，融会新知，完善了中医风湿病学的学术体系。

承德同志授业于谢海洲先生门下，尽得其传，对焦树德先生、朱良春先生、王为兰先生的经验亦颇多继承，谦虚向学，勇于实践，精勤不倦。这次由他领导编撰的《风湿病中医临床诊疗丛书》囊括了最常见的风湿病中 17 个病种，每种病独立成册；各分册都循统一体例，谋篇布局，从中医的历史沿革、病因病机、治则方药，到西医的病因病理、诊断治疗，以及中西医康复护理、专家经验荟萃和现代研究，中西贯通，病证结合，反映了当今中医风湿病学界的最新学术进展；按照《黄帝内经》五脏痹－五体痹的方法论去认识各种西医诊断的风湿病，进行辨证施治。其立论严谨，条理分明，实用有效，体现了中医辨治风湿病的最高学术水平。《风湿病中医临床诊疗丛书》将付梓面世，这是我们中医药事业之幸事，风湿病患者之福音。

余九旬老叟，心乐之而为序。

国医大师　路志正
岁在戊戌，戊午秋月

王　序

  风湿之病，由来已久，常见多发，缠顽难愈，医者棘手之世界难题。中医对风湿病的认识远远早于西医，如《黄帝内经》著有"痹论"和"周痹"专篇，对风湿病的病因病机、疾病分类、临床表现、治则方药、转归预后等都有系统、全面、深刻的阐述；明确地提出五体痹（皮、肉、筋、脉、骨）和五脏痹（肺、脾、肝、心、肾），详细地论述了五体痹久治不愈内舍其合，而引起五脏痹。中医学早就认识到风湿病引起的内脏损害，更了不起的是，中医的痹病包括了现代西医的绝大部分疾病。汉代张仲景《金匮要略》首立风湿之病，历代医家各有发挥，如丹溪湿热论，叶天士温热论，吴鞠通湿温论，路志正燥痹论，焦树德尫痹论，谢海洲扶正治痹，朱良春顽痹论等，他们各有发挥和论述，其医理之精道，治法之多样，方药之专宏，内容之翔实，真是精彩纷呈，各领风骚。

  中医风湿病学是中医药宝库中一朵秀丽的奇葩，也是最具特色和优势的学科之一。

  承德是我的学生，是谢海洲老师的高足，也是路志正老师、焦树德老师的门生。多年来我很关心和培养他，许多学术活动让他参加，如我是中华中医药学会急诊分会主任委员，他是秘书长，在我们的共同努力下，急诊分会从无到有，由小到大，从弱到强，队伍逐渐壮大，学术不断提高，影响越来越大，改变了中医慢郎中的形象。

  多年来，承德跟随路老、焦老从事风湿病分会的工作，在二老的带领下，风湿病分会不论在学科建设、人才培养、学术研究、学术交流、国际交流等方面都取得了显著的成绩。承德又接路老的班，担任了风湿病分会主任委员。

  承德近期组织全国中医风湿病著名专家学者，耗时 3 年之久，几经易稿，编辑了《风湿病中医临床诊疗丛书》，计17个病种，各病独立成册，编写体例新颖，汇集中西医，突出辨证治疗和各种治法，总结古今名家治疗经验是该书的重点所在。该丛书全面、系统地总结、归纳了中医风湿病历代医家和近年研究概况、学术进展，是风湿病集大成之巨著，资料翔实，内容丰富，经验宝贵。

丛书的面世正是中医风湿病各界砥砺前行的见证，可谓近代中医学发展的一簇茁壮新枝，是中医学之幸事，风湿病之福音，可喜可贺！欣慰之至，乐之为序。

中国工程院院士

王永炎

中国中医科学院名誉院长

戊戌年秋月

晁 序

昔人云，不为良相即为良医。相之良则安天下，医之良则救黎庶。庙堂之与江湖，虽上下有别，隐显各殊，然用心一也，视事深虑，不敢轻慢，医者当谨思之，慎审之，余深以为然。

《黄帝内经·素问》凡八十一篇，通天道，顺四时，理人事。其中有大论别论，法时全形，精微刺要，无所不至。而论及病，仅热、疟、咳、风；厥、痛、痹、痿概十一病，皆古今大众之苦楚也。病平而常，苦痛难当。尤痹论风寒湿三气合杂，病也顽，患也重，治更难，为医之苦也。

中医药学植根于中华传统文化之中，乃中华文化之奇葩。其提挈天地，把握阴阳，探理溯源，治病求本，辨证施治，大道至简，大理通明，深究之，细研之，发扬光大，诚不失我华夏后生之职守也。

承德是我的学生，也是我的助手，我是急诊分会主委，他是秘书长，多年来我们为中医急诊分会的组织建设、学科发展、学术交流、人才培养、成果推广进行了不懈努力，使中医急诊学科建设迅速发展壮大，成为全国有影响的学科，为我国中医急诊工作做出了应有的贡献。

承德及众贤达之士潜心风湿病数十年，继承焦树德、谢海洲、朱良春之遗风，兼秉路老重脾胃调五脏之枢机。在中华中医药学会风湿病分会及世中联中医风湿专业分会中继往开来，砥砺前行，统筹国内一流大家，重订《实用中医风湿病学》，在"十一五""十二五"全国中医重点专科——风湿病专科建设之后，再度筹措编纂《风湿病中医临床诊疗丛书》。以西医学主要风湿病名为分册，归纳类风湿关节炎、强直性脊柱炎、系统性红斑狼疮、白塞病、痛风、骨关节炎等十七分册。统一体例，独立成卷，纵论历史沿革、辨证要点、诊断标准、历代医家治则验案、文献索引；横及现代医学之病理、生化、检测方法。全书纲举目张，条分缕析，广搜博采，汇通中西，病证结合，立法严谨，选药精当，医案验证可采可信。书中引经据典，旁证参考，一应俱全，开合有度，紧束成篇，可通览亦可分检之。

《风湿病中医临床诊疗丛书》汇集国内著名中医风湿专家，通力合作，如此鸿篇巨制，乃风湿病诊疗之集大成者，蔚为壮观。此非高屋建瓴、统摄权衡者不敢为也，非苦心磨砺、独具慧眼者，不能为也。此书可为初学者张目，可为研究者提纲；读之则开卷有益，思之可激发灵光；医者以之楷模，病者可得生机。善哉，善哉。

览毕，余为之庆幸，愿以为序。

国医大师　晁恩祥
戊戌年冬月

自　序

　　光阴似箭，岁月如梭，一晃吾已年逾古稀。回首五十多年走过的行医之路，艰辛而漫长，也坦然豁然。我从小酷爱中医，梦想长大能当一名郎中，为乡亲们解除病痛。初中毕业，我考上了甘肃省卫校，被分配到检验专业，自此决心自学医疗和中医知识。时逢"文革"动乱，我自己去甘肃省人民医院进修，如饥似渴地学习中西医知识。毕业后，我自愿报名去了卓尼疗养院（麻风病院），因医院正在建设之中，闲暇时间较多，我就背药性赋、汤头歌等。从1970年大学开始招收工农兵学员，我每年都报名，终于1976年考上了北京中医药大学，走上了学习中医之路，实现了学中医的梦想。入学时，我们又赶上粉碎"四人帮"的好时机，"文革"期间老教授们都未上台讲课，此时重上讲台，积极性很高，我们聆听了任应秋、刘渡舟、赵绍琴、王绵之、董建华、焦树德、程士德、施汉章等大师们的讲课，真是万分荣幸。

　　我的毕业实习是在广安门医院，有幸跟谢海洲、路志正老师侍诊学习。毕业后我被分配到甘南州人民医院工作。1982年我报考了中国中医科学院广安门医院由赵金铎、谢海洲、路志正三位导师招收的痹病专业硕士研究生，这也是我国第一个中医风湿病专业的研究生，从此开始了我的风湿病研究工作。学习期间，除跟谢老临诊之外，我阅读了大量古今有关风湿病治疗的文献，总结了谢老治疗风湿病的经验和学术思想。我的毕业论文是《论扶正培本在痹病治疗中的重要意义》，后附100例病案分析。论文在总结谢老经验和学术思想的基础上提出了几个新的学术观点。如从病因病机方面，强调正虚是发病之本，提出"痹从内发"。风湿病的发病，不仅是内外合邪，更是内外同病，正虚为本，此乃发病之关键。脾虚外湿易侵，阳虚外寒易袭，阴虚外热易犯，血虚外风易入。此外，外未受邪，脾虚生内湿，久生痰浊，血虚生内风，阴虚生内热，阳虚生内寒，气虚生瘀血，风、寒、湿、热、痰浊、瘀血从内而生，留于肌肤筋脉，停滞关节，闭阻气血，内侵五脏，痹从内生。

我在论文中提出"痹必夹湿"的观点。我在查阅历代文献时发现，《说文解字》曰："痹，湿病也。"《汉书·艺文志》曰："痹，风湿之病。"《素问·痹论》曰："风寒湿三气杂至，合而为痹。"张仲景将该病放在《金匮要略·痉湿暍病脉证治》的湿病中论述，清·吴鞠通将该病放在《温病条辨·中焦篇·湿温》中论述，足见历代医家对风湿病从湿论治的重视。此外，发病的病因病机、临床表现、转归预后等都与湿有密不可分的关系。湿为阴邪，易伤阳气，其性重浊，黏滞隐袭，秽浊潮湿，其性趋下，阻遏气机，病多缠绵难愈。湿邪在风湿病的发生发展、转归预后等方面有重要影响，大凡风湿病者，多肌肉重着酸痛，关节肿胀，肌体浮肿，周身困倦，纳呆乏味，病程缠顽难愈。

湿为重浊之邪，必依附他物而为患，内蕴之湿，多可从化，非附寒热不能肆于人，感于寒则为寒湿，兼有热则为湿热，夹有风则为风湿。诸邪与湿相合，如油入面，胶着难化，难分难解，故风湿病一般病程较长，缠顽难愈。

我强调脾胃在风湿病中的重要地位。以往医家重视肝肾，因肾主骨，肝主筋，风湿病主要责之于肝肾，强调肝肾在风湿病中的地位。基于"痹必夹湿"的认识，脾属土，主运化水湿，湿之源在脾，土旺则胜湿；脾又主四肢和肌肉，阳明主润宗筋，主束骨而利关节，气血之源又在脾，故脾胃在风湿病中占有非常重要的地位。

在治疗方面，历代医家以祛邪为主，我提出扶正培本为基本大法。在扶正方面，滋阴以清热，温阳以散寒，养血以祛风，益气以化瘀。历代医家重视肝肾，我更强调脾胃，健脾益气、化湿通络是治疗风湿病的基本法则。因风湿病的病位多在中下二焦，病邪弥漫于关节与筋膜之间，故用药宜重，药量宜大。因痹必夹湿，湿多与他邪裹挟、胶着难解，故证型不易变化，治疗要守法守方。风湿病是世界之顽疾，非常之病必用非常之药，顽难之疾需用特殊之品。有毒之药也称虎狼之品、霸道之药，其效快而猛烈，能斩关夺隘，攻克顽疾，非一般药可比。我治风湿病善用有毒和效猛之品，如附子、川乌、草乌、细辛、马钱子、雷公藤、全虫、蚂蚁、水蛭、大黄、石膏等，只要辨证正确，配伍合理，是安全有效的。如雷公藤配附子之后，毒性大减，雷公藤性寒味苦治热证为宜，不宜寒证；附子大热，治寒证为宜，热证慎用。二者配伍，毒性大减。另附子大热，若配大黄或知母之类，能够制其热，减毒性，其疗效明显提高。

经过近四十年的临床验证，我以上关于风湿病的学术观点越来越被证明是正确的，对指导风湿病的临床还是有价值的。

我在攻读研究生期间就跟路志正和焦树德等老师从事风湿病分会工作，先后担任秘书、秘书长、副主委、主任委员。2000年我被路老推荐并选举为第二届风湿病分会主任委员，直至2015年卸任。几十年来，在路老和焦老的精心培养和正确指导下，风湿病分会从小到大、从弱到强，学术队伍从最初的二十余人发展至目前四百多人，发展迅速，学术水平逐年提高，规模逐年扩大，每年参会代表有五百多人，学术氛围浓厚。到目前为止，共举办全国性风湿病学术会议二十余次，召开国际中医风湿病学术研讨会十多次，举办全国中医风湿病高研班二十多期。2010年在北京成立了世界中医药学会联合会风湿病专业委员会，我担任会长。至今已在马来西亚、美国、俄罗斯、西班牙、葡萄牙、意大利、新西兰、泰国等国家及北京、台湾、香港等地举办世界中医药学会联合会的年会，并举办国际中医风湿病学术研讨会分会场。

多年来，风湿病分会重视规范化、标准化研究。鉴于该病病名混乱，如1983年学组刚成立时称为痹症学组；大家认为"症"是症状，不能称为痹症，于是更名为痹证专业委员会；大家又认为"证"是一个证候群，也代表不了疾病，于是又改为痹病专业委员会。西医学对此病的认识也在不断变化，20世纪60～70年代称胶原化疾病，70～80年代称混合结缔组织病，90年代称风湿类疾病。而风湿病之病名中医自古有之，我于1990年首先提出将痹病改为风湿病的建议，还风湿病的历史原貌。理由之一：历代中医文献里早有记载。如《汉书·艺文志》曰："痹，风湿之病。"《金匮要略》曰："病者一身尽痛，发热，日晡所剧者，名风湿。此病伤于汗出当风，或久伤取冷所致也……"《神农本草经》记载了26种治疗风湿病的药物，特别是下卷明确提出："疗风湿病，以风湿药，各随其所宜。"这是专病专药的记载。《诸病源候论》曰："风湿者，以风气与湿气共伤于人也……"《活人书》曰："肢体痛重，不可转侧，额上微汗，不欲去被或身微肿者何？曰：此名风湿也。"理由之二：痹病的名称不能囊括所有风湿疾病，"痹"的含义广泛。"痹"既是病机，指闭塞不通；又是病名，如肺痹、胸痹，极易混淆。许多带"痹"的并不是风湿病。

从病因、病机、分类、临床表现、证候等方面看，风湿病病名较痹病更科学、合理，更具有中医特色，更符合临床实际。我提出此建议后，也有反对者，但经多次讨论，路老、焦老同意，提交1993年第七届全国痹病学术研讨会讨论后，大家一致同意将痹病改为风湿病。这是我国中医风湿病学会对中医药学的一大贡献。我还在全国各学术会议上不断阐述将痹病改为风湿病的重要意义。学会还对五体痹（皮、肌、筋、脉、骨）和五脏痹（心、肝、脾、肺、肾）及尪痹、大偻、燥痹等二级病名的诊断标准和疗效评定进行了规范化和标准化研究。

近几十年现代免疫学的迅速兴起，使人们对风湿病的认识更加深入，诊断日益先进，加之病种的逐渐增加，新药研发和治疗手段不断涌现和更新。现代风湿病学的发展也非常迅速，成为一门新兴学科。为了提高风湿病诊断和治疗水平，突出中医药的特色和优势，总结中西医治疗风湿病的研究成果和宝贵经验，适应当前风湿病学科的发展，满足患者的需求和临床工作者的要求，世界中医药学会联合会风湿病专业委员会特邀请国内著名中西医专家和学者编写了《风湿病中医临床诊疗丛书》。我们选择以西医命名的最常见的17个病种（系统性红斑狼疮、强直性脊柱炎、类风湿关节炎、成人斯蒂尔病、反应性关节炎、干燥综合征、纤维肌痛综合征、骨关节炎、痛风、骨质疏松、白塞病、风湿性多肌痛、硬皮病、炎性肌病、银屑病关节炎、儿童常见风湿病、产后痹）作为丛书的17个分册，每分册分为九章，分别是历史沿革、病因与病机、诊断与鉴别诊断、中医治疗、西医治疗、常用中药与方剂、护理与调摄、医案医话、临床与实验研究。丛书以中医为主，西学为用，如中医治疗分辨证治疗、症状治疗及其他治疗，尽可能纵论古今全国对该病的治疗并加以总结；常用中药从性味归经、功能主治、临床应用、用法用量、古籍摘要、现代研究等方面论述；常用方剂从出处、组成、煎服方法、功能主治、方解、临床应用、各家论述等方面阐述；总结古今医案医话也是本丛书的重点，突出历代医家对该病的认识和经验，更突出作者本人的临床经验，将其辨证论治的心得融入其中，匠心独运，弥足珍贵。风湿病是世界顽难之疾，其治疗有许多不尽如人意之处，仍缺乏特效的药物和方法，尚需广大有志于风湿病研究的仁人志士勤于临床，刻苦钻研，不懈探索，总结经验，传承创新，攻克顽疾。

本丛书编写历时 3 年之久，召开编写会 6 次，数易其稿，可谓艰辛，终于付梓面市，又值中华人民共和国成立 70 周年之际，我们把它作为一份厚礼献给祖国。希望本丛书的出版，对中医风湿病诊疗研究的同仁们有所裨益，也借此缅怀和纪念焦树德、谢海洲、朱良春、王为兰、陈志才几位大师。

特别感谢路志正国医大师、王永炎院士、晁恩祥国医大师百忙之中为本丛书作序，给本丛书添彩。

本丛书编写过程中，各位专家及编写办公室工作人员辛勤努力，医药企业也给予了积极支持，同时得到了中国中医药出版社领导和编辑的大力支持，在此一并表示衷心感谢！

由于水平所限，本书若存在瑕疵和不足之处，恳求广大读者提出宝贵意见，以便再版时修订提高。

世界中医药学会联合会风湿病专业委员会会长
中华中医药学会风湿病分会名誉主任委员　王承德
2019 年 3 月

总前言

《风湿病中医临床诊疗丛书》总主编王承德教授从事中医风湿病临床工作近四十年，担任中华中医药学会风湿病专业委员会第三届主任委员、第四届名誉主任委员，世界中医药学会联合会风湿病专业委员会会长。在他的领导下，中医风湿病学临床与研究队伍经历了初步发展到发展壮大的过程，中医风湿病学有了长足发展。王承德教授一直致力于提高中医诊治风湿病临床水平的工作，有感于西医治疗风湿病的诊疗技术及生物制剂等临床新药的使用，遂决定组织全国权威风湿病专家编写本套丛书，以进一步提高中医风湿病医生的诊疗水平。

《风湿病中医临床诊疗丛书》共收录17个病种，各病独立成册，每册共9章，分为历史沿革、病因与病机、诊断与鉴别诊断、中医治疗、西医治疗、常用中药与方剂、护理与调摄、医案医话、临床与实验研究，汇集了中医、西医对17种常见风湿病的认识，重点论述了疾病的中医病因病机和西医病因病理，介绍了疾病的诊断与鉴别诊断，特别突出中医辨证治疗和其他治法，总结了治疗疾病的常用中药和方剂。总结古今名家治疗经验是本丛书的一大亮点，临床与实验研究为临床科研提供了思路和参考。

本丛书由国内中医风湿病领域的权威学者和功底深厚的中医风湿病专家共同编撰。2016年3月丛书召开第一次编委会，经过讨论，拟定了丛书提纲，确立了编写内容。本着实用性及指导性的原则，重点反映西医发展前沿、中医辨证论治和古代及现代名家的医案医话。2016年10月和2017年10月，编委会两次会议审定了最终体例。会议就每一种疾病的特点与内容进行了仔细审定，如类风湿关节炎在辨证论治中就病证结合、分期论治进行了详细的阐述，白塞病增加了诊疗思路和临证勾要两部分，这些都是编著者多年的临床思考和心得体会。现代医案医话部分除了检索万方、知网、维普等数据库外，又委托中国中医科学院信息所就丛书中的病种进行了全面检索，提供了国家级、省部级、地市级名老中医工作室内部的、未发表过的医案供编著者选择。丛书最终经总主编王承德教授审定，内容翔实，易懂实用，既有深度又有广度，不仅汇集了西医风湿病最新的前沿动态，还摘录了古代名医名家的经验用药，同时又有当代风湿病学大家、名家的经验总结，是编著者多年风湿病临床经验的结晶。本丛书可作为各级医疗机构从事中医、中西医风湿病临床与科研工作者的案头参考书。

由于编撰者学识有限，书中若有疏漏与谬误之处，敬请广大读者提出修改意见，以便再版时修订提高。

《风湿病中医临床诊疗丛书》编委会

2019 年 4 月

编写说明

　　硬皮病（scleroderma）是一种全身性结缔组织病，主要表现为局限性或弥漫性皮肤变硬、萎缩、失去弹性，还可以累及胃肠道、肺、肾、心、血管、骨骼肌等系统，引起相应脏器的功能不全。

　　治疗上，西医主要运用血管扩张剂、免疫抑制剂和糖皮质激素等药物，但以上药物并不能完全满足临床患者的需求，不能缓解所有的临床表现，同时又容易出现较多副作用。中医药在本病的治疗中发挥了重要作用，不仅可以更好地缓解病情，减轻西药治疗的局限性、依赖性及毒副作用，帮助顺利撤减西药，还能有效防止病情复发，延缓疾病进展。

　　本分册从硬皮病的历史沿革、病因与病机、诊断与鉴别诊断、中医治疗、西医治疗、常用中药与方剂、护理与调摄、医案医话及临床与实验研究等几个方面做了全面而详细的阐述和探索，重点阐述中医对硬皮病的认识及分型论治，突出名家医案医话，体现中医药综合治疗硬皮病的独特优势和潜力。

　　在编写过程中，我们既要考虑所选内容的理论性和权威性，又要注意对临床实践的指导性和实用性；既要追求理论深度，又要强调系统性和广泛性，力求突出中医特色，将理论与实践相结合、药物治疗与非药物疗法相结合、医家和方药医论相结合，并且包括预防、保健、护理相关措施。本书内容翔实丰富，对中医药从业者的医疗、科研、教学工作均有很高的实用价值和指导作用。

　　由于水平有限，书中若存在不足或疏漏之处，热切希望广大读者提出宝贵意见，以便再版时修订提高。

《风湿病中医临床诊疗丛书·硬皮病分册》编委会

2020 年 1 月

目 录

第一章

硬皮病的历史沿革

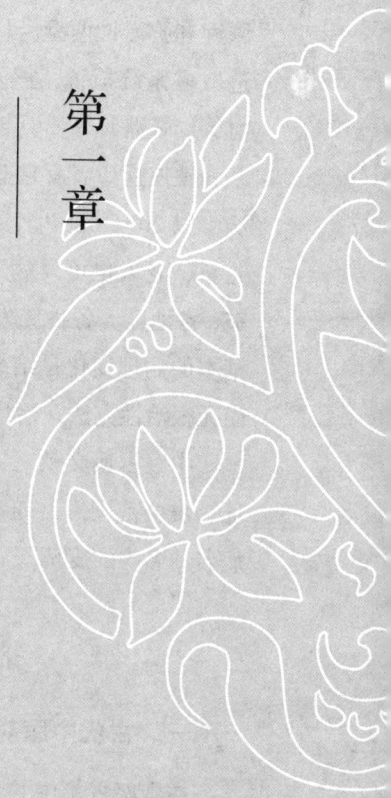

硬皮病（scleroderma，SSc）是一种全身性结缔组织病，临床上以局限性或弥漫性皮肤增厚、纤维化为特征。硬皮病患者的皮肤出现变硬、变厚和萎缩的改变，依据其皮肤病变的程度及病变累及的部位，主要可分为局限性和弥漫性两型。局限性硬皮病主要表现为皮肤硬化；弥漫性硬皮病可造成多系统损害，累及皮肤、滑膜及内脏，特别是胃肠道、肺、肾、心、血管、骨骼肌等，引起相应脏器的功能不全。

硬皮病患者女性较多，女性发病率为男性的 3～4 倍。各年龄均可发病，以 20～50 岁多见，10 岁以下约占 15%，生育年龄的妇女发病最多，儿童、老人也可发病。有报道矿工和接触硅的工人得硬皮病的患者较多。SSc 各地区、各种族发病率差异很大，目前国内缺乏流行病学资料。该病基本的病理变化是结缔组织的纤维化、萎缩及血管闭塞性血管炎等。目前尚无根治性方法，治疗原则为早期保暖、抗炎、抗凝和扩张血管等。

中医古典文献对该病缺乏精准和系统的认识，相关描述大多散见于痹证、皮痹范围内。随着医学的进步，对硬皮病的认识逐渐加深，将其中医病名命名为"皮痹"。

第一节　中医对硬皮病的认识

一、古代中医对硬皮病的认识

在中医古籍中并无硬皮病这一病名及病症的明确记载，但却有不少症状描述相似于硬皮病的临床表现。古代医家大多将硬皮病的相关症状归入痹证、皮痹或虚劳、虚损范畴。

痹证是以肢体筋骨、关节、肌肉疼痛、酸楚、麻木、重着、屈伸不利，甚则关节肿大变形为主要症状的病证。

关于痹证的论述最早见于《素问·痹论》："风寒湿三气杂至，合而为痹也。"得到了后世许多医家的认可，成为论述痹证病机与治疗的总纲。并且首次提出"皮痹"之名，"以秋遇此者为皮痹""痹……在于皮则寒"，指出皮痹的病因与感受外邪有关，好发于秋季。《素问·五脏生成》

提出："卧出而风吹之，血凝于肤者为痹……血行而不得反其空，故为痹厥也。"《素问·四时刺逆从论》提出："少阴有余，病皮痹瘾疹。"论述了皮痹的病因病机，因外感、内伤而引发，寒凝阻络、血行瘀滞，痹阻于肌肤，则成皮痹。《素问·皮部》载："阳明之阳，名曰害蜚……其色多青则痛，多黑则痹……"与硬皮病雷诺征及皮肤硬化、色素沉着症状相似。同时《素问·痹论》还指出，若痹证经久不愈，内入五脏可致五脏痹："五脏皆有合，病久而不去者，内舍于其合也……皮痹不已，复感于邪，内舍于肺。""所谓痹者，各以其时重感于风寒湿之气也，搏入脏者死。""五脏皆有合，不去者，内舍于其合也。"综上所述，皮痹初期在皮肤筋脉，病邪深入，可累及脏腑，甚至造成死亡，符合目前的观点——自身免疫性疾病病程迁延，病变后期出现多系统损害，累及内脏器官。

其后有关皮痹的论述逐渐丰富，但多不出《黄帝内经》（以下简称《内经》）之说。隋《诸病源候论》曰："风湿痹病之状，或皮肤顽厚，或肌肉酸痛……由血气虚，则受风湿，而成此病。"类似西医学硬皮病的症状表现。唐代孙思邈《备急千金要方》则将五体痹归于"六极"门下，强调了痹病由"痹"到"极"，由实到虚的演变发展过程，其所论"气极"与皮痹相似，曰："凡气极者，主肺也。肺应气，气与肺合。"又曰："以秋遇病为皮痹。"之后唐代王焘《外台秘要》承其说，亦论述气极与皮痹。宋代吴彦夔所著《传信适用方》则进一步描述了相关症状："人发寒热不止，经数日后，四肢坚如石，以物击之似钟磬，日渐瘦恶。治以茱萸、木香等煎汤，饮五日，可解愈。"指出系统性硬化症患者晚期皮肤、肌肉发生硬化、萎缩，出现"日渐瘦恶"的临床表现。宋《圣济总录》则首次对皮痹的理法方药进行系统论述："当秋之时，感于三气则为皮痹，盖正言其时之所感者尔。固有非秋时而得者，皮肤不营而为不仁，则其证然也。""治肺中寒湿，项强头昏，胸满短气，嘘吸颤掉，言语声嘶，四肢缓弱，皮肤痹。防风汤方。""治肺感外邪，皮肤痹，项强背痛，四肢缓弱，冒昧昏塞，心胸短气。赤箭丸方。""治皮痹皮中如虫行，腹胁胀满，大肠不利，语声不出。羌活汤方。""治皮痹肌肉不仁，心胸气促，项背硬强。天麻散方。"治疗以祛风除湿散寒为主，根据不同症状，选用不同方剂，并且详细列出所用方剂的具体药物组成。元代医家朱丹溪在《丹溪心法》中指出皮肤痛及麻木是手太阴肺经见证，认为肺脏的病变可通过经络传至皮肤，而出现皮肤感觉异常等病理变化。严用和在《济生方》中曰："皮痹之为病，应乎肺，其状皮肤无所知觉，气奔喘满。"亦同前人所述。

明清时期对皮痹的认识有所发展，进一步完善了治法方药，亦有文献提出皮痹的其他病名，但影响甚微。

清代张璐《张氏医通》把皮痹称为寒痹，曰："皮痹者，即寒痹也。邪在皮毛，瘾疹风疮，搔之不痛，初起皮中如虫行状。"但从描述的症状表现来看，为皮痹表现，而非寒痹症状。可能源于《内经》所说"痹……在于皮则寒"，故以皮痹即寒痹，此未见于其他论著。把皮痹称为肺痹仅见于清代秦之桢《症因脉治》，其曰："肺痹之症，即皮痹也。烦满喘呕，逆气上冲，右胁刺痛，牵引缺盆，右臂不举，痛引腋下，此肺痹之症也。"但从描述的临床表现来看，为肺痹表现，而非皮痹症状。当然，皮痹进一步发展可致肺痹，两者虽然关系密切，但并不能等同，故其后文献少见。《医宗金鉴》有脉痹一说，亦类似硬皮病，曰："脉痹者，脉中血不和而色变也。""若内伤于忧怒则气逆，六俞不通，阳气不行，血蕴里而不散。"

明清时期，喻昌在《医门法律》一书中指出皮痹若长期不愈，则发展为肺痹，当以治肺为主："痹在皮，用羌活汤。原治皮痹，皮中状如虫走，腹胁胀满，大肠不利，语不出声。""皮痹不已，传入于肺，则制方当以清肺气为主。"并述制方之过程。李中梓在《医宗必读》中阐明"治风先治血，血行风自灭"的治则，对痹病治疗原则做了很好的概括，主张分清主次，采用祛风、散寒、除湿治疗。清代医家陈梦雷在《医部全录·皮门》中记载："秋感风寒湿者，为皮痹，久而不已，则内入于肺。病烦满喘呕，取大渊合谷。"指出治疗时应兼顾肺脾，故取穴应从肺经、大肠经穴入手。清代《医宗金鉴》中治疗痹证用加减小续命汤，以温阳益气、活血通经为治疗原则，皮痹加黄芪、红花、桂枝、姜黄等。《类证治裁·痹症论治》云："皮痹，邪在皮毛，搔如隔帛，或瘾疹风疮，宜疏风养血，秦艽地黄汤。即四物汤加秦艽、荆芥、防风、羌活、白芷、升麻、蔓荆子、甘草、大力子各一钱。"故治疗上采用疏风养血之法。叶天士《临证指南医案·卷七·痹》提出外感湿热之邪可直接致痹："暑暍外加之湿热，水谷内蕴之湿热。外来之邪，著于经络，内受之邪，著于腑络。"叶天士对热痹的病因病机及治疗方法也有所阐述，并提倡"急清阳明"的治则。此外，痹病"久病入络"的概念在这一时期受到了重视。这些新的观点和治疗方法对后世和当代中医研究皮痹都有很大的益处。

纵观各位医家之言，皮痹离不开外邪入侵这一重要因素，即在病变过程中与肺脏密切相关，而与其他脏腑的传变关系则少见，在治疗皮痹的过程中除祛风寒湿邪之外，还要兼顾肺脏。其实，皮痹与硬皮病早期病理变化和症状表现更为相似，若在硬皮病中后期尤其是出现多脏器损害时，皮痹的概念不能完全表达这一阶段的病理病机变化，更多的临床表现可以虚劳虚损来概括。

在虚损病的论述中，不难发现类似硬皮病的描述。《难经·十四难》中提出"五损"："一损损于皮毛，皮聚而毛落；二损损于血脉，血脉虚少，不能荣于五脏六腑；三损损于肌肉，肌肉消瘦，饮食不能为肌肤；四损损于筋，筋缓不能自收持；五损损于骨，骨痿不能起于床。"这一说法与弥漫性硬皮病患者的病情发展及疾病传变规律有着许多相似之处，同时指出："从上下者，骨痿不能起于床者死，从下上者，皮聚而毛落者死。治损之法奈何？损其肺者益其气；损其心者调其营卫；损其脾者调其饮食，适其寒温；损其肝者缓其中；损其肾者益其精。此治损之法也。"本段论述对硬皮病累及脏腑的病证诊治具有一定指导意义。《难经·二十四难》指出："手太阴气绝，则皮毛焦。太阴者，肺也，行气温于皮毛者也。气弗荣则皮毛焦，皮毛焦则津液去，津液去则皮节伤，皮节伤则皮枯毛折，毛折者则毛先死。"指出此证与肺脏关系密切，如果得不到有效控制，预后不佳甚至不治而亡。唐代医圣孙思邈在《备急千金要方》"肺脏气极第四"一文中指出："大露宿丸治气极虚寒皮痹不已，内舍于肺，寒气入客于六腑，腹胀虚满，寒冷积聚百病方。"认为皮痹可因气大虚于内而生寒，方用干姜、桔梗、附子、矾石等药物蜜丸酒服，补气驱寒。金代刘完素《素问病机气宜保命集》"虚损论"云："虚损之寒热，因虚而感也。感寒则损阳，阳虚则阴盛，损自上而下，治之宜以辛甘淡，过于胃则不可治也。感热则损阴，阴虚则阳盛，故损自下而上，治之宜以苦酸咸，过于脾则不可治也。自上而损者，一损于肺，皮聚而毛落……三损损于胃，饮食不为肌肤。自下而损者，一损损于肾，骨痿不能起于床……三损损于脾，饮食不能消克。论曰，心肺损而色敝，肾肝损而形痿，谷不能化而脾损，感此病者，皆损之病也。渐渍之深，皆虚劳之疾也。"清代绮石在《理虚元鉴》中更是明确指出："治虚有三本，肺脾肾是也。肺为五脏之天，脾为百骸之母，肾为性命之根。"倡导治疗虚损之病证从肺脾肾三脏入手，为后世治疗硬皮病脏腑辨证奠定了基础。

二、现代中医对硬皮病的认识

随着对硬皮病发病机制的不断研究，其临床表现的多样性也得到认识，常常累及皮、肉、筋、脉、内脏器官等，呈现全身性病变。当代中医学者依据辨证求因、审证论治的原则，对该病的病因病机、治疗用药等方面的研究不断加深，提出许多观点，形成了较为系统的论述。

对疾病名称的认识，从单纯的皮痹，到脉痹、筋痹、五脏痹，发展为皮痹病，更全面地概括了硬皮病系统性的临床表现。目前中医界认为正虚邪侵是硬皮病的主要病因，本虚标实、虚实夹杂为其基本病机。硬皮病的发生是由于素体虚弱，阳气不足，卫外不固，风寒湿邪乘虚而入，留于肌表，阻滞经络，而为皮痹；邪阻经筋脉络，导致经络郁滞、气血不通，进而累及脏腑，导致脏腑功能失调。

马永祯强调寒凝是致病的重要因素，认为脾虚气弱在先，寒湿乘袭在后，故而发病者以中年为多，随着病邪由表入里，由浅入深，变生沉寒冷痼，而成气虚寒凝血瘀之复杂局面；治疗的关键在于益脾气，利血脉，散寒除痹，虚实兼顾，选用黄芪桂枝五物汤合乌头汤、桃红四物汤化裁成方。张庆昌等认为该病发病机制为脾虚浊踞，脾虚则阳气不足，温运无力，为发病之本；浊踞指气滞、痰凝、瘀血胶结阻滞，为发病之标。治疗上应运用健脾理气为先，通降并用的治疗原则，患者消化道症状得以明显改善后，酌加少许温肾之品，温煦脾阳，以增强脾运化功能。陈达灿等则认为脾肾阳虚，寒邪袭入是致病机制，故立法补肾温阳、健脾通滞，用金匮肾气丸加味鹿角霜、阿胶、当归、太子参等，治疗数例硬皮病，均获佳效。邓铁涛老先生指出硬皮病归属中医的虚损证，属于中医学皮痹、痹证的范围，以"肺脾肾相关理论"对本病的病因病机进行分析、阐释。病证先起于皮毛而后及于骨，波及内脏，由上损及于下，病虽先于肺，但同时亦损及后天之本的脾与先天之本的肾，一损俱损，出现上、中、下三损兼存的现象，而其中又以中下损为主。提出硬皮病"肺脾肾三脏同治，以肾为主"的治疗原则，应用六味地黄丸加黄芪、党参或太子参、阿胶、百合作为治疗本病的基本方。

活血通脉亦是硬皮病另一个主要的治法。方思远等以温经散寒、养血通脉为法，选用当归四逆汤加味治疗硬皮病；靳情在阳和汤原方的基础上，加重麻黄、炮姜、白芥子、鹿角胶的用量，外加用熟附子、细辛、红花、鸡血藤、大剂量黄芪、丹参以温阳化瘀、活血通痹；此外，时水治选用补阳还五汤治疗局限性硬皮病；罗云玲等重用鸡血藤、水蛭加强行血活血、舒筋通络作用，病情稳定后以鸡血藤单味研细冲服，均取得较好的临床效果。

还有一些研究是应用现代的实验手段来揭示中药的作用机理。苑飊等应用三组不同配方的活血化瘀中药在临床治疗各型硬皮病，均取得了较好疗效，并对部分病例治疗前后进行了甲皱微循环、肢体血流图、皮肤结构等实验室检查，证明活血化瘀药物作用是多方面的，可有效改善血液循环与结缔组织代谢，特别是对结缔组织有软化作用。李明等对温阳补肾中药与硬皮病患者皮肤成纤维细胞增殖的关系进行了实验室研究，实验测定多种温阳补肾中药对硬皮病患者皮肤成纤维细胞增殖具有显著抑制作用，随着药物浓度增加和药物作用时间延长，抑制作用增强，分别呈剂量效应关系和时间效应关系。表明这类中药可使胶原合成减低，可能是治疗硬皮病的药理机制之一。

此外，中成药雷公藤总苷片、积雪苷片对于弥漫性和局限性硬皮病均有一定疗效。

除了内服中药的治疗方法外，外治法在硬皮病尤其是局限性硬皮病的治疗中，也起着不可忽视的辅助作用。可选用针灸、拔罐、中药外敷、离子导入、熏蒸及药浴等不同方法进行治疗。

现代中医极大地发展了对系统性硬化的认识，从病因病机、辨证论治、立法组方、药物机理等各个方面形成较为系统的研究，临床疗效也在不断提高。

第二节　西医对硬皮病的认识

一、病名的发展研究

硬皮病的英文名称 Scleroderma，来源于 2 个希腊单词 Skleros（硬的或硬结的）和 Derma（皮肤）。希波格拉底首次用增厚的皮肤描述这种情形。Carlo Curzio（1752 年）遇到一名出现皮肤坚硬的患者，第一次对这种情形进行了详细的描述，即像木头或干燥的皮革一样。1836 年，内科医生 Giovambattista Fantonetti 首次应用硬皮病（Scleroderma）这一术语命名此种疾病。他将这一术语解释为由于皮肤绷紧造成患者关节活动范围减少，伴有皮肤颜色深暗，呈皮革样的表现。由于其病因不明，临床表现多种多样，人们对这种病充满恐惧、紧张，被形容是"把人变成石头的病"。现代医学之父 William Osler 曾经这样形容："硬皮病是人类最可怕疾病之一……像木乃伊一样被包裹在收缩的皮肤钢壳里，这是古往今来的任何悲剧都不足以形容的命运。"

1945 年，Robert H. Goetz 首次将硬皮病这一概念作为一种全身疾病进行详细描述，他引入了进行性系统性硬皮病的名词，以强调这种疾病全身性且常常进行性发展的本质。本病亦被称为进行性系统性硬化病（Progressive Systemic Sclerosis，PSS），最终命名为系统性硬化病（Systemic

Sclerosis，SSc）。

二、病因的认识过程

近半个多世纪以来，由于生物化学、免疫学、免疫组织化学及分子生物学的快速进展，风湿病的研究领域大为扩展。20世纪50年代，类风湿因子、狼疮细胞、抗核抗体的发现使风湿病学有了飞跃发展，特别是抗核抗体（ANA）的出现，打开了自身抗体研究的大门，风湿病学进入新的篇章。人们对硬皮病的认识也有了较全面而深入的发展，抗Scl-70抗体的出现增加了诊断的特异性。

然而，直到目前为止，该病的病因和发病机制并不十分明确。SSc的病理特点是受累组织广泛的血管病变、胶原增殖、纤维化。其发病机制尚不清楚，目前认为是由于免疫系统功能失调，激活、分泌多种自身抗体、细胞因子等引起血管内皮细胞损伤和活化，进而刺激成纤维细胞合成胶原的功能异常，导致血管壁和组织的纤维化。

现代医家在认识硬皮病的发病机制中，提出了许多假说。主要有：

1.微循环假说：认为本病继发于微血管病变，原发性血管内皮损伤部位内膜细胞增殖，血管狭窄，局部组织缺血，胶原沉积。

2.免疫假说：大量研究表明，免疫反应可能是SSc血管损伤和组织纤维化的起因。

3.胶原合成假说：许多研究支持SSc患者的炎症细胞和血小板产生的细胞因子能诱导成纤维细胞生长和胶原蛋白的合成。

4.后病毒病因假说：最近有证据表明，抗同分异构酶抗体能识别与后病毒蛋白同源的某种氨基酸序列。因此提出后病毒病因假说。

可见，目前医学发展水平尚不能阐明系统性硬化的发病机制，随着医学的进步，有望在未来彻底弄清本病的机制。

三、临床表现和流行病学的历史研究

本病的流行表现出地域差异。日本和欧洲的发病率和患病率均低于美国和澳大利亚，美国调查的发病率为（2～14）/100 万人，患病率为（4～290）/100 万人。2011 年的研究数据表明，中国台湾地区硬皮病的发病率约为 10.9/100 万人，患病率约为 56.3/100 万人。到目前为止，中国 SSc 患者的流行病学研究资料仍较少。

美国、澳大利亚及欧洲等国不论是硬皮病的发病率还是患病率都呈上升趋势，女性发病率的上升趋势尤为明显。在美国，1947～1968 年回顾性调查显示，平均每年每 100 万人口新发本病人数为 2.7 人；1963～1972 年流行病学调查显示，每年每 100 万人新发本病人数为 9.6 人；1973～1982 年每年新发病人数上升到每 100 万人口 19.1 人。发病率的逐年升高，不排除是由于人们逐步提高了对 SSc 的认识所导致的。SSc 的发病年龄通常在 20～50 岁之间，少数可见于 10 岁以下的儿童。患者以女性较多，女性与男性之比约为 3∶1。这种比例因年龄不同而有变化，15～44 岁年龄组男女比例为 1∶15，45 岁以上年龄组男女比例为 1∶1.8。

Moore 与 Sheehan 于 1952 年首先注意到 SSc 病程中发生严重高血压、急性肾功能衰竭，于数周内死于心力衰竭和尿毒症。肾损害常见于弥漫性 SSc 患者，较少见于局限性 SSc 患者，极少数患者肾脏受累出现在疾病的初始阶段或先于其他系统受累。纽约学者研究发现，黑人 SSc 患者并发肾损害的比例显著高于白种人。SSc 出现肾损害的年龄主要在 40～60 岁。研究发现，SSc 患者在秋冬季较春夏季更易并发肾损害。2007 年 Steen 和 Medsger 研究发现，肺纤维化和肺动脉高压已取代硬皮病肾危象，成为硬皮病死亡的主要原因。Steen 认为病程中皮肤改变早期进展迅速的患者比皮肤改变进展缓慢者更易发生肾功能衰竭，有肾受损的 SSc 患者较不伴肾受损的患者在同期内更常发生贫血、心包积液或充血性心力衰竭。近年来，硬皮病肾危象在中国人群中出现明显减少。

2010 年，EULAR 硬皮病试验研究组（EULAR Scleroderma Trials and Research，EUSTAR）对 5680 名硬皮病患者的调查发现，有 55% 的患者因本病死亡，死因占比分别为：肺纤维化 19%、肺动脉高压 14%、心肌衰弱 14%、肾危象 4%、胃肠道病变 3%。

四、诊断学的发展历程

硬皮病无实验指标作为金标准，故提出数个分类标准以资诊断。分类标准可用于研究、登记时对患者进行统一的判定。分类标准并不等同于诊断标准，但是因其几乎可以反映诊断标准，故常用于临床诊断，但兼容性较差。

现行的 SSc 分类标准是 1980 年由美国风湿病学会（ACR）制订的系统性硬化症（硬皮病）初步分类标准。这一标准是基于有长期 SSc 病史的患者而制订的，故早期 SSc 患者和约 20% 的限制性皮肤型 SSc 患者常因不能满足此标准而无法纳入临床研究。从 1980 年标准制订至今，对 SSc 相关自身抗体的认识有了进展，特征性的甲襞微血管改变被认为与 SSc 相关，并可应用甲襞镜作为辅助诊断的工具。1988 年，LeRoy 等提议应用包含临床表现、自身抗体及甲襞镜结果的新标准以增强对 2 个 SSc 主要分型的区别。2001 年，LeRoy 及 Medsger 提议修订分类标准，应用甲襞镜结果及 SSc 相关的自身抗体以将早期 SSc 的诊断包括在内。因为 1980 年标准的敏感性不足及对 SSc 认知的进展，ACR 与欧洲抗风湿病联盟（EULAR）联合提出了新的 SSc 分类标准，即 2013 年 ACR/EULAR 系统性硬化症的新分类标准，期望能较之前的标准更加敏感且特异地识别 SSc 患者。

五、治疗学的发展

在治疗用药方面，青霉胺在 20 世纪 70 年代之前用于治疗硬皮病，由于使用的剂量过大，发生副作用明显，使疗程不能持续，被认为疗效不显著而毒性明显。其后 Asboe-Hensen 于 1975 年以青霉胺治疗 34 例硬皮病患者，25 例好转，从而确立了青霉胺在本病治疗的地位。1980 年苏立德对 52 例硬皮病患者采用小剂量青霉胺缓慢递增给药法，取得明显效果，严重副反应减少，更加证实了青霉胺的疗效。在疾病进展期或影响到脏器功能，激素仍然有它的作用；其他的免疫抑制剂如环磷酰胺、硫唑嘌呤等，也可酌情选用。

参考文献

[1] 王承德，沈丕安，胡荫奇.实用中医风湿病学[M].2版.北京：人民卫生出版社，2012.

[2] 马永祯，汪悦.益气通痹法治疗硬皮病16例[J].甘肃中医，1993，6（4）：30-31.

[3] 张庆昌，朱秀惠，张富生."独取阳明"治疗硬皮病[J].中医药通报，2003，2（2）：99-100.

[4] 陈达灿，陆原，卢传坚.补肾法为主治疗结缔组织疾病[J].新中医，1999，31（8）：12-13.

[5] 邓铁涛.肺脾肾相关辨治硬皮病[J].中国中医药现代远程教育，2004，2（6）：15-16.

[6] 方思远，方振千.当归四逆汤治疗硬皮病15例[J].广州医药，2003，34（4）：66-68.

[7] 靳情，胡东流，王洪斌.加味阳和汤治疗系统性硬皮病的临床研究[J].蚌埠医学院学报，2005，30（1）：64-66.

[8] 时水治.补阳还五汤加味治疗疑难皮肤病举隅[J].北京中医药，2002，21（1）：63-64.

[9] 罗云玲，晏平.鸡血藤治皮肤难症2例[J].中国民族民间医药杂志，2004，66（1）：58-59.

[10] 苑飘，李景德.活血化瘀法治疗硬皮病临床实验观察[J].中国中西医结合杂志，1989，9（1）：19-21.

[11] 李明，王强，胡东艳，等.温阳补肾中药对系统性硬皮病患者皮肤成纤维细胞增殖的影响[J].中国麻风皮肤病杂志，2000，16（2）：106-107.

[12] 苏立德，颜纪贤.雷公藤多苷治疗系统性硬皮病临床观察[J].中国中西医结合杂志，1994（4）：234-235.

[13] 廖金光.积雪苷片内服联合中药外敷治疗局限性硬皮病疗效观察[J].实用中医药杂志，2018，34（7）：779.

[14] Serqlo A Jimenez. 硬皮病的诊断与治疗 [J]. 继续医学教育，2007，21（23）：9-17.

[15] 张乃峥 . 临床风湿病学 [M]. 上海：上海科学技术出版社，1999.

[16] 蒋明,DAVID YU，林孝义 . 中华风湿病学 [M]. 北京：华夏出版社，2004.

[17] Ingegnoli F，Ughi N，Mihai C. Update on the epidemiology，risk factors，and disease outcomes of systemic sclerosis[J]. Best Pract Res Clin Rheumatol，2018，32（2）：223-240.

[18] Gabrielli A，Avvedimento EV，Krieg T.Scleroderma[J].N Engl J Med，2009，360（19）：1989-2003.

[19] Barnes J，Mayes MD.Epidemiology of systemic sclerosis：incidence，prevalence，survival，risk factors，malignancy，and environmental triggers[J].Curr Opin Rheumatol，2012，24（2）：165-170.

[20] Ranque B，Mouthon L.Geoepidemiology of systemic sclerosis[J]. Autoimmun Rev，2010，9（5）：A311-A318.

[21] Steen VD，Medsger TA.Changes in causes of death in systemic sclerosis，1972-2002[J].Ann Rheum Dis，2007，66（7）：940-944.

第二章

硬皮病的病因与病机

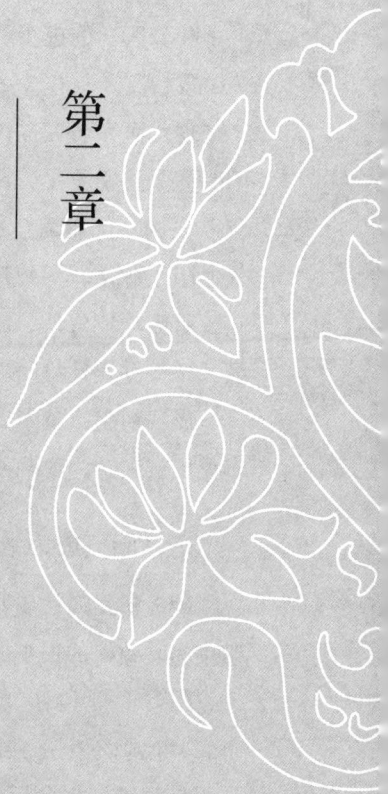

第一节　中医病因病机

随着医学的进步，大家对硬皮病的认识逐渐加深，将其中医病名明确为"皮痹"。

现代医家研究探讨了该病的病因病机、治疗方法等，多数认为皮痹是因为先天禀赋不足，阳气亏虚，卫外不固，风寒湿等外邪客于肌肤，而致营卫失调，气血运行不畅，或情志内伤，或劳欲损伤，或病久失治误治，气血阻于脉络，导致皮肤、肌肉失养；若病邪久而不愈，则可向内传于脏腑，脏腑功能失调，酿生痰浊，痰瘀互结阻滞经络，肌肤乏于荣养更为明显，正气亏虚日益加重。本病病机特点为本虚标实。

皮痹初起，多因外邪侵袭，以实证多见；病情进一步发展，损及正气，多见虚实夹杂；晚期累及肺、脾、肾等脏腑，以虚证为主。

一、阳气虚为致病之根本

硬皮病发病从皮肤肿胀、硬化到萎缩，整个过程是一个慢性发展过程，阳虚为其致病的根本原因。

《素问·阴阳应象大论》曰："阴在内，阳之守也；阳在外，阴之使也。""孤阴不生，独阳不长。"阳气受损易伤及阴血，阴血不足又损及阳气。气是维持生命活动的基本物质，其性属阳、主动，对各脏腑器官的生理活动起着推动、温煦和激发的作用。肺主气，司皮毛；脾胃为一身气机之枢纽，二者居中央而属土，脾以阴土而升于阳，胃以阳土而降于阴，升则赖之脾气，降则赖之胃气；肾阳为一身阳气之本，肾阳充足则中气旺，脾升而胃降，气机畅达，皮毛润泽；脾主升清，运化气血，脾在体合肌肉主四肢，四肢的营养输送全赖于清阳的升腾宣发，"清阳实四肢"，四肢末端有赖脾阳、脾气之温煦濡养。

人体卫气乃拒邪之藩篱，其源于阳气，阳气旺盛，则能拒虚邪贼风入侵机体；阳气受损亦伤及阴血，阴血内虚，阳气卫外不固，风、寒、湿气乘虚而入，气血行缓成瘀、津液行滞成痰，脉络痹塞，痹证方可形成。因此，阳气不足为硬皮病生理病理之根本。

二、寒为致病关键之邪

皮痹患者具有指（趾）苍白青紫、皮肤僵硬、肢体关节疼痛、形寒畏冷等临床表现，皆是寒邪阻于肌肤经络所为，说明寒邪是本病发病过程中的重要因素。寒邪来源于两方面：一为外来之寒邪，寒为阴邪，易伤阳气，阳虚之体易被寒邪所伤，外寒自肌表侵袭，郁遏卫阳，阳气不能外达温煦，肌肤失养；寒性凝滞、寒性收引，正如《素问·举痛论》所曰："寒气入经而稽迟，泣而不行，客于脉外则血少，客于脉中则气不通，故卒然而痛。"阳虚气化不利，津液聚为痰湿，又成痰瘀之机。二则为内生之虚寒，素体阳气不足，阳虚则寒，阴寒内胜，阳气温煦气化功能不利，虚寒之体更易外感寒邪，内外合邪，寒邪更剧；寒阻脉络，损伤肺脾肾之阳气，反之亦然，久之痰凝血瘀，使病情难愈。

风寒湿三邪均可致痹，但寒邪更为关键。寒易夹湿，湿性黏腻重浊，易停滞而成痰成瘀，易滞留肢体末端，痰瘀阻于络脉，交织于肌表，引发本病。寒湿之邪又可郁而化热，湿热蕴结皮肤亦可致皮痹，多见于疾病早期。清代沈金鳌《杂病源流犀烛》曰："风寒湿三气犯其经络之阴而成痹也……入于皮，则寒在皮毛为皮痹。"尤怡《金匮翼》曰："风寒湿三气，袭人经络……入于皮则寒。"翁藻《医钞类编》曰："风寒客于肌肤始为痹。"都强调了寒邪在皮痹发病中的重要作用。故而寒邪稽留，凝结腠理是本病主要的致病之邪。

三、病位在肺脾肾三脏

肺司呼吸、主皮毛，"肺为娇脏"，易受外邪侵袭；外邪侵袭，从皮毛、口鼻而入，致肺失宣发肃降，"熏肤充身泽毛、若雾露之溉"的作用减弱；肺主气、朝百脉，肺气不利，血脉运行不利，是故皮肤失其柔润，干燥、僵硬，黧黑如革。《素问》曰："邪客于皮则腠理开，开则邪入客于络脉；

络脉满则入舍于腑脏也。""复感于邪，内舍于肺。"

脾为后天之本，肺为其输布津液，输布不利，脾升清运化水液功能受损，健运失司，而致脾虚；脾虚湿盛，复感寒湿，内外合邪，寒凝气滞，痰湿互结，阻于肌肤脉络，凝结不化故皮肤肿胀硬厚；脾主四肢肌肉，脾虚则气血生化乏源，水谷精微不能滋养肌肤，故肌肤渐渐萎缩、四肢活动困难；后天生化乏源，则先天失养，故而病久累及肾脏。

肾为先天之本，藏真阴而寓元阳，为五脏阴阳之本，一方面肾藏精、推动和调节脏腑气化，肾气亏虚则脏腑生理功能失调；另一方面病久"穷必及肾"，肾藏精主骨、生髓，故骨质受害，关节强直，活动障碍。肾失摄纳则气短、胸闷、气促；气化不利则浮肿、尿浊、眩晕。病虽先于肺，但损及后天之脾与先天之肾；病虽在皮毛与肺，但其本在脾肾。

四、瘀血、痰浊贯穿始终

硬皮病患者出现皮肤局部或广泛硬、肿、暗，蜡样指，面具脸，指（趾）苍白青紫，肢体关节疼痛僵硬，形寒怕冷，舌暗有瘀斑，脉迟涩等，是瘀血痰凝互结的表现。瘀血、痰浊的形成途径有二：一是外邪侵袭、壅遏气机，气滞血瘀，津液代谢失常而为痰浊，"邪毒内壅，络气阻遏"；二是肺脾气虚，运化无力，血行不畅，气虚血瘀是也，而致痰、瘀。叶天士在《临证指南医案》中指出"经年宿病，病必在络""久病入络，气血不行"，血不利为水饮，致痰饮形成，痰瘀互结。瘀血痰凝导致肌肤失养，表现为肌肤甲错、皮色晦暗、皮肤硬肿、肌肉萎缩、指垫变薄等；瘀血痰凝阻于经络间而致脏腑功能失调，形成本病多脏腑受累，出现多种相关病理表现，使病情缠绵难愈。痰浊瘀血既为病理产物，又是致病因素，贯穿于疾病的整个过程，是重要的致病环节。

五、本虚标实是病机特点

硬皮病的病机特点是本虚标实。本虚以肺脾肾虚、脾肾亏虚为主，标实为瘀血痰浊痹阻经络。本虚标实体现为两方面：一则为外邪所致痰瘀之证，"痹者闭也，气血经络为邪所痹不得通行而痹也"，所谓"正气存内，邪不可干""邪之所凑，其气必虚"。由于正气亏虚（肺脾亏虚），外邪由肌表入侵而致病，阻于肌肤之间，甚则入里，以致营血不和，气血凝滞，经络阻滞，痹塞不通；久则"血不利则为水"，痰饮形成；痰瘀互结，痹阻经络，为正虚基础上外邪所致痰瘀之证。《素问·痹论》中就有记载："风、寒、湿三气杂至，合而为痹。"《诸病源候论》亦曰："风湿痹状……由气虚外受风湿而成此病，久不瘥，入于经络，搏于阳经，亦变令身体手足不随。"二则为脏腑功能失调，肺失宣肃，脾失健运，肾之藏精、主水、纳气功能失司则形成痰浊瘀毒等病理产物，痰瘀互结痹阻经络而为本病，痰瘀病理产物为实，脏腑功能亏虚为虚。总之，硬皮病是本虚标实之证，其本虚为肺脾亏虚，久则肾气虚衰，标实为痰浊瘀血，痰瘀互结痹阻经络而为皮痹。

六、络脉为其病所

络脉遍布周身，循行于肌肤和体表的络脉为阳络，阳络参与皮部的组成，十二经之气血通过阳络温煦、濡养、护卫皮肤；循行于体内，布散于脏腑的络脉为阴络。从络病学说来分析，络脉中运载着由经脉而来的阳气，是脉中血液，随着络脉的逐级细分，运行的气血弥散渗灌于肢体，在脉络的末端进行营养物质互换和代谢产物清除。

当病邪侵袭络脉，伤及络气，久病久痛，脏腑气机紊乱；或气血耗损，无以荣养络脉，致络虚不荣；此外，亦有内外各种因素造成络脉损伤，导致络气阻断不通，或脉络破损出血。可见由于络脉的结构运行及功能特点，病邪伤及络脉则出现易滞易瘀、易入难出、易积成形的络病病机特点。

硬皮病的发病机制是以阳虚为本，阳虚络伤，导致本病。素有阳气亏虚，体内肾阳之气不能正常流通，温煦顾护防御不足，故而风寒湿热之邪极易乘虚侵袭机体，阳络首当其冲。其中，阳气亏虚，脉络中气血不足，易致寒邪外侵，而致脉络阻滞不通；阳虚更易生内寒，是以寒邪在本病进程中最为常见。风邪为百病之长，善动而不居，常伤及人体的肌表，使皮毛腠理开泄，营卫不能调和；又可因湿邪外犯，阻遏气机，从而使气机升降失常，络中阳气布达受碍。故皮痹患者出现肌肤麻木不仁、肢体关节疼痛重着，甚者硬化萎缩等症。

因此，当病邪侵袭络脉伤及络气，络气郁滞，津血互生障碍，津凝为痰、血滞为瘀，痰瘀作为病理产物阻滞络脉，形成痰瘀阻络的病理状态。患者由于阳虚导致寒邪稽留凝结，痰瘀阻络，久则阻遏阳气布达而导致络气虚滞，互相影响、互为因果。阳虚、寒凝、痰瘀是其致病主要病机，贯穿始终，各个时期表现略有偏重不同。

七、其他病因病机

其他病因病机还有营卫失调、气血亏虚等。

营卫和调，腠理致密，则邪不能入。若营卫失调，则致腠理开多阖少，藩篱不固，风寒湿邪见开而入，着而不除，进而发为皮痹。如《灵枢·本脏》曰："卫气者，所以温分肉，充皮肤，肥腠理，司关阖者也……卫气和则分肉解利，皮肤调柔，腠理致密矣。"《素问·逆调论》则曰："荣气虚则不仁，卫气虚则不用，荣卫俱虚则不仁，且不用。"明代方隅等《医林绳墨》曰："大率痹由气血虚弱，荣卫不能和通，致令三气乘于腠理之间。"清代林佩琴《类证治裁》曰："诸痹……良由营卫先虚，腠理不密，风寒湿乘虚内袭……久而成痹。"

平素饮食不节；或忧愁思虑，损伤脾胃，气血生化不足；或劳累过度，阴血耗伤，气血亏虚，不能濡养皮肤，而发皮痹。与皮相合的肺脏、经络气血虚弱，也是发生皮痹的条件。如《素问·四时逆从论》曰："少阴有余病皮痹瘾疹；不足病肺痹。"这里的"有余"是指经脉中邪气有余，而气血不足。《太平圣惠方》曰："夫劳倦之人，表里多虚，血气衰弱，腠理疏泄，风邪易侵……随其所感，而众痹生焉。"清代叶天士《临证指南医案》曰："痹者……皆由气血亏损，腠理疏豁，风寒湿三气得以乘虚外袭，留滞于内以致湿痰、浊血流注凝涩而得之。"

综上所述，皮痹的病因病机不外"虚、邪、瘀"三类。主要病因是外邪侵袭，其中以寒邪为主；内因则是脏腑失调，气血亏虚。其主要病因病机为先天禀赋不足，风寒湿热等邪气乘机侵袭，经络痹塞不通，肌肤失养所致；外邪不解，病情进一步发展，邪气由表入里，导致脏腑功能紊乱，痰瘀互结经络。

病性分为虚、实和虚实夹杂。实证多为风、寒、湿等外邪侵袭；或痰瘀留滞皮肤，痹阻经脉。虚证多为气血阴阳亏虚，皮肤失于濡养，不荣而痹。肺脾肾功能失调，气血津液运行障碍，进而形成痰浊瘀血，阻滞于皮肤，形成虚实夹杂之证。皮痹初起，多因外邪侵袭，以实证多见；中期渐见气血亏虚，兼夹痰浊、瘀血，此为虚实夹杂；晚期累及肺、脾、肾等脏腑，以虚证为主。病初肌肤肿胀，可以理解为邪邪在表；继之肿消，皮肤变硬、渐渐萎缩，且多伴神疲乏力、纳呆便溏、畏寒肢冷、齿摇发落、腰膝酸软，影响到内脏，是疾病由表入里、逐渐加重的演变过程。

皮痹病位在皮肤，与肺、脾、肾三脏的关系最为密切，先起于肺，但又损及脾和肾，早中期以肺或肺脾为主，中晚期以肺肾、脾肾为主。病久可出现胸闷、气喘、纳少腹胀、气短心悸等症状，多由皮痹日久不愈，复感外邪，内舍于肺，而发为肺痹，并累及脾、肾等脏腑所致。因肌肉和皮肤相连，皮痹日久不愈，亦可出现肌肉酸胀疼痛的肌痹表现，如《儒门事亲》曰："皮痹不已而成肉痹。"

皮痹为本虚标实之证，本虚为肺脾肾阳气亏虚，标实为风寒湿邪痹阻肌肤，痰瘀阻于皮肤脉络而成皮痹。临床上以本虚标实为病机特点。因此扶正祛邪是硬皮病的治疗大法，扶正以益气养血、温补脾肾为主，祛邪以祛风散寒除湿、活血化痰通络为主，亦可归纳为"温""补""通"三字。但由于硬皮病病因病机较为复杂，表现多样，受累脏器广泛，治疗时应随症施治。

第二节　西医病因病理

目前，硬皮病的确切病因尚不明确，可能在遗传、环境因素（病毒感染、化学物质如硅等）、女性激素、细胞及体液免疫异常等因素作用下，成纤维细胞合成并分泌胶原增加，导致皮肤和内脏的纤维化。化学物质或病毒感染是影响疾病易感性的环境因素，工作中常暴露于二氧化硅的人群患此病相对危险性增高。

一、病因

1. 遗传因素

尽管硬皮病不是按经典孟德尔规律遗传，但遗传因素依然是目前为止发现的最大危险因素。硬皮病发病男女比约为 1 : 4.6，其发病还表现出种族差异，就人种而论，黑种人发病率要高于白种人，同时不同人群中发病年龄也存在差异。本病有明显家庭史，可能与 HLA-DR3、DR6、C4null 等基因有关。HLA 基因多态性是导致个体间免疫应答能力和对疾病易感性出现差异的主要遗传学原因。

2. 环境因素

环境因素如长期接触矽尘、少量 X 线反复照射，也可能发生特发性硬皮病。低氧状态下，SSc 患者皮肤成纤维细胞胶原蛋白合成增加，Ⅰ型和Ⅲ型前胶原 mRNA 表达也均增加，低氧可能是皮肤硬化的一个相关因素。

化学物品如聚氯乙烯、有机溶剂、硅、二氧化硅、环氧树脂等也被怀疑可能参与硬皮病的发病。药物如博来霉素等可诱发纤维化，使用博来霉素诱发小鼠发生皮肤硬化可充分证明其致病性。

3. 感染因素

许多患者发病前常有急性感染，如鼻窦炎、咽峡炎、扁桃体炎、肺炎、猩红热等。在患者的横纹肌和肾脏中曾检出副黏病毒样包涵体。近年来，幽门螺杆菌在硬皮病发病中的作用备受关注，研究表明，硬皮病患者血清中幽门螺杆菌抗体阳性率高于常人，提示幽门螺杆菌可能参与硬皮病发病。此外病毒感染等如巨细胞病毒、EB 病毒等均被怀疑与硬皮病发病有关。

二、发病机制

关于发病机制有几种假说：胶原合成假说、微循环假说、免疫假说、细胞因子异常假说、后病毒病因假说、间质代谢异常假说等，这几种学说可能结合在一起，通过免疫细胞、血小板、内皮细胞及成纤维细胞产生的细胞因子、生长因子及其他介质组成的网络系统共同发挥作用。

1. 胶原合成假说

许多研究证实，将 SSc 患者的单层成纤维细胞进行培养，能够产生多于对照组 2～4 倍的胶原蛋白和基质多肽，并且能够连续传代。这些增加的胶原蛋白主要是 I 型和 III 型胶原、蛋白多糖、透明质酸和纤维连接素（fibronectin），这些物质的 mRNA 表达可能通过旁分泌和自分泌途径产生的细胞因子来调节。TGF-β、血小板源性生长因子（PDGF）、IL-1 和肿瘤坏死因子 α（TNF-α）均能刺激成纤维细胞生长，调节成纤维细胞的胶原产物。正常的成纤维细胞暴露于 SSc 患者的血清后，与正常对照组相比，能产生更多的胶原蛋白。这些发现支持 SSc 患者的炎症细胞和血小板产生的细胞因子能诱导成纤维细胞生长和胶原蛋白合成的假说。同时提示 SSc 患者成纤维细胞的结缔组织合成能力增强不是原发的，可能是上述细胞因子和其他炎症介质相互作用的结果。

2. 微循环假说

本病继发于微血管病变，微血管病变是硬皮病发病的始动因素之一，亦是硬皮病的中心环节。原发性内皮损伤导致血管痉挛，损伤部位血小板黏附、聚集、活化，发生血管内凝血，内膜细胞增殖，富含黏多糖的物质沉积，导致血管狭窄，局部组织缺血，毛细血管渗透性改变，并通过对邻近间质成纤维细胞的免疫介导，增加胶原沉积，导致组织纤维化。多种血管收缩物质被认为是血管不稳定性的介质，包括 5- 羟色胺（5-HT）、儿茶酚胺、肾素、血栓素 A2（TXA2）、前列腺素等。

近来认识到局部血管活性物质在 SSc 发病机制中的作用。有学者指出血管内皮细胞内分泌功能异常，特别是一氧化氮 - 内皮素之间平衡关系的破坏，必然导致微循环血管舒张－收缩功能紊乱、血管内皮受损及通透性改变，同时还会引发血液成分、血流变特性的变化。已证明 SSc 患者的血清内皮素浓度较对照组大约高 3 倍，受到寒冷刺激后会迅速升高，同时观察到内皮素能促使成纤维细胞有丝分裂，刺激胶原合成。转移生长因子 β（TGF-β）也可能参与了 SSc 的组织纤维化。

3. 免疫假说

大量研究表明，免疫反应可能是 SSc 血管损伤和组织纤维化的起因。

在 SSc 患者体内可测出多种自身抗体（如抗核抗体、抗 DNA 抗体等），并见 B 细胞数增多。抗 Scl-70 抗体为 SSc 的标志性抗体，但敏感性较低。对 SSc 患者的皮肤、肌肉和肾脏血管的平滑肌和弹性纤维层行直接免疫荧光检查，显示有 IgM、IgA、IgG 沉积，提示体液免疫参与了 SSc 皮肤纤维化过程。其他抗体包括抗 SS-A（Ro）抗体、淋巴细胞毒抗体和Ⅳ型胶原基膜抗体等。用敏感的细胞分析方法可在 55%～72% 的 SSc 患者中检测到循环免疫复合物（CIC），阳性率高达 50% 以上，CIC 的出现与内脏受损有关，尤其是与肺受损有关。多数患者有高丙球蛋白血症。

临床上 SSc 可出现其他自身免疫性疾病的表现，如多发性肌炎、系统性红斑狼疮、类风湿关节炎、舍格伦综合征和原发性胆汁性肝硬化，形成重叠综合征。若将人类口腔癌细胞株 IIep-2 作为底物，95%～98% 的 SSc 患者可发现 ANA 阳性；70%～80% 的局限性 SSc 患者有抗着丝点抗体阳性；30% 的弥漫性 SSc 患者和 2% 伴其他胶原血管病的 SSc 患者抗 Scl-70 抗体阳性。

50% 的 SSc 患者在硬皮症状出现以前的水肿期可观察到皮肤外周血管的炎症细胞浸润，提示细胞免疫在 SSc 发病机制中可能发挥作用。这些浸润细胞主要由活化的 CD4 细胞所构成，肥大细胞也较多见。推测肥大细胞是内皮损伤和纤维化形成中的重要中介，它主要通过释放组胺刺激成纤维细胞增殖和基质合成。

据报道，SSc 患者具有各种不同类型的细胞免疫异常。目前仍未确定这些免疫异常是原发性抑或继发性，以及是否具有特异性。这些免疫异常包括淋巴细胞对植物血凝素和刀豆蛋白的增殖反应受损，CD8 细胞百分率下降，自然杀伤细胞减少，血循环中活化的单核细胞增加。SSc 患者未受刺激的外周血单核细胞能产生一种细胞因子，这种细胞因子可促进成纤维细胞生长和胶原合成。SSc 患者血清中所含白介素 -2（IL-2）的水平较对照组明显增高，其淋巴细胞表达高亲和力的 IL-2 受体水平更高。

对移植物抗宿主反应的研究，给免疫调控参与 SSc 的发病提供了强有力的证据。接受骨髓移植的患者生存 1 ～ 2 年后发生的全身性疾病在临床病理和血清学方面的异常都与 SSc 非常相似。这些患者可发生类似 SSc 的皮肤改变，并可伴有雷诺现象、干燥面容、多关节痛，以及 CIC、ANA 和淋巴细胞毒抗体阳性。另外，SSc 血管损伤的病理特征与同种移植肾排斥反应非常相似。

4. 细胞因子异常假说

很多细胞因子可对胶原成分的表达起调节作用。如 TGF-β 不仅对细胞外基质有较强的调节作用，还可影响其他细胞因子，包括 IL-1β、TNFα1、PDGF、碱性成纤维细胞生长因子等。

（1）转化生长因子 β（TGF-β）　TGF-β 是通过一系列膜受体与细胞内的信号转导分子 SMAD 相互作用及调控而行使其功能的。可能硬皮病的发病与 TGF-β/Smads 信号传导途径中各个环节的异常有关。

（2）结缔组织生长因子（connective tissue growthfactor，CTGF）　在 TGF-β/Smads 信号传导途径的各个环节中发现 CTGF 是 TGF-β 导致纤维化的下游介质分子。弥漫性 SSc 患者血清中 CTGF 水平高于局限性 SSc 患者水平。不仅 SSc 患者血清 CTGF 水平升高，且与皮肤硬化的严重程度有关。CTGF 在正常成纤维细胞中很少表达，而在 TGF-β 诱导下有高表达，在早期肺纤维化期和萎缩消退期中则不表达，CTGF 只是维持纤维化过程。

（3）内皮素（endothelin，ET）　ET 的过度表达可促进有丝分裂、纤维化和炎症反应；ET 参与成纤维细胞、平滑肌细胞和横纹肌细胞的复制，提高各种生长因子及其他复合物的促有丝分裂活性；其诱导产生纤维连接素，并由上皮细胞释放，刺激成纤维细胞的趋化作用，同时也诱导成纤维细产生胶原。

（4）血小板诱导生长因子（platelet-derived growthfactor，PDGF） PDGF 在伤口的愈合及纤维化发生中起作用。SSc 患者的血浆中有 PDGF 抗体，皮损处组织中有大量的 PDGF 及其受体存在。

（5）TNF-α　TNF-α 仅是一种单核因子，具有聚集炎症细胞及刺激纤维细胞增殖、促进胶原合成等功能。然而，TNF-α 也可抑制 TGF-β Ⅱ型受体的表达，从而抑制胶原合成。因此，TNF-α 在胶原代谢中起到双向调节作用。

（6）白介素 13（interleukin-13，IL-13） Th2 细胞可分泌 IL-13。免疫组化显示，在皮损部位浸润的单核细胞中 IL-13 mRNA 表达上升，且表达量随皮肤的硬化明显上升。

（7）肥大细胞　肥大细胞曾被认为是硬皮病病变的主要启动因子，它能产生多种细胞因子并能激活成纤维细胞、内皮细胞的一些介质。但也有学者发现，在肥大细胞缺陷鼠中同样可以诱发出类似的皮肤硬化和肺纤维化。这些动物的病变局部也有 TGF-β 的表达，主要来自巨噬细胞。说明肥大细胞可能是病变的一个诱发因素，但并非唯一途径。

（8）α 平滑肌肌动蛋白（α-smooth muscle actin，α-SMA） Yamamoto 等研究了病变局部 α-SMA 的表达。它被认为是肌成纤维细胞的标志。注射博来霉素 1 周后，病变局部就开始出现 α-SMA 阳性细胞，并随病变加重而增多；肺间质中也可见类似细胞。

（9）单核细胞趋化蛋白（monocyte chemoattrctant protein-1，MCP-1） MCP-1 又称 CCL2，是一种针对单核细胞、T 细胞的趋化因子。硬皮病患者外周血单核细胞中 MCP-1 的表达上调，且与肺间质纤维化平行；在特发性肺间质纤维化和 BLM 诱导的硬皮病小鼠模型中均处于高表达状态。

（10）巨噬细胞游走抑制因子（macrophage migration-inhibitory factor，MIF） MIF 能促进成纤维细胞增殖，抑制其凋亡，扩大炎症反应，刺激成纤维细胞、胶原纤维过度增生，在加速硬皮病血管病变中亦发挥作用。

（11）CC 趋化因子配体 2（CCL2） CCL2 是一类小分子细胞因子，

SSc 患者血浆 CCL2 水平显著高于正常对照组。弥漫性 SSc 患者血浆 CCL2 水平明显高于局限性 SSc 患者，伴发肺纤维化的 SSc 患者血浆 CCL2 水平高于无肺纤维化的 SSc 患者，这可能与弥漫性 SSc 患者易并发肺纤维化有关。

（12）血管内皮生长因子（VEGF） VEGF 和 MMP-1 在 SSc 患者皮损中表达明显增强，VEGF 参与了 SSc 的病理纤维化过程。

（13）其他细胞因子 在创伤愈合早期，成纤维细胞释放角质形成细胞生长因子，它能促进 VEGF 等生长因子的产生。IL-4 是纤维化过程中重要的细胞因子。SSc 患者 CD4+T 细胞中 CD70 mRNA 和 CD70 蛋白表达明显升高。

5. 后病毒病因假说

最近有证据表明，抗同分异构酶抗体能识别与后病毒蛋白同源的某种氨基酸序列，因此提出后病毒病因假说。这一发现可解释在 SSc 患者家族成员中观察到的自身免疫性疾病高发现象。自身抗原和后病毒蛋白之间的交叉反应为细胞免疫提供了基础，这种细胞免疫直接或间接导致内皮细胞损伤、血管痉挛、凝集反应和组织纤维化。

6. 间质代谢异常学说

本病有广泛的结缔组织病变，成纤维细胞培养显示胶原合成的活性明显增高，并发现纤维连接素基因有突变，致结缔组织代谢异常而导致 SSc 的发生。胶原酶是基质金属蛋白酶（MMP）家族一员，是降解胶原的唯一金属蛋白酶。在 SSc 组 MMP-1 的水平是降低的，MMP 抑制剂却明显升高。硬皮病具有不同胶原合成能力的克隆成纤维细胞 I 型前胶原和 MMP-1mRNA 水平，对细胞因子的反应存在异质性。

三、病理

SSc 的主要病理改变是结缔组织炎性细胞浸润、血管内膜增生、血管闭塞、纤维组织增生与硬化萎缩。皮肤病变初期（炎症期），真皮层间质水肿，胶原纤维分离，小血管周围淋巴细胞浸润，血管壁水肿，弹力纤维断裂。此后，血管周围炎性细胞浸润消退，胶原肿胀，小血管纤维周围酸性黏多糖及其胶原增加。至后期（硬化期），胶原纤维均质化，与表皮平行的胶原纤维束增加，胶原纤维增生，并向深部扩展。

血管亦出现明显的变化，如在指甲床可见到有微血管的淤张，和血管被堵塞后消失的无血管区，伴以微血管性的出血，都表现了局部循环的阻滞。小血管壁增厚，管腔变小，以致闭塞。晚期继续发生改变，导致表皮及附属器萎缩、钙盐沉着、筋膜肌肉硬化萎缩等。

内脏病变与皮肤病变基本一致，呈多系统性硬化：平滑肌（包括食管肌纤维束）呈均一性硬化和萎缩，肠壁肌、心肌也发生广泛萎缩和纤维变性；心内膜、心包膜发生纤维样蛋白变性、炎症浸润及胶原增生；肺间质及肺泡广泛纤维化，并有囊性变；肺小动脉壁增厚，肺泡与微血管基底膜增厚。甲状腺也可出现间质萎缩与纤维变性等。

SSc 的肾损害者主要表现为肾入球小动脉和叶间动脉内皮增生，肾小球基底膜增厚，并有血管壁的纤维蛋白样坏死，以致肾皮质缺血坏死，肾小球亦可有病变，严重时可见肾小球硬化和肾皮质梗死。

参考文献

[1] 王承德，沈丕安，胡荫奇.实用中医风湿病学 [M].2 版.北京：人民卫生出版社，2012.

[2] 郝平生，严晓萍，艾儒棣.艾儒棣辨治硬皮病经验 [J].四川中医，2010，28（3）：4-6.

[3] 李燕村，张宗学，张伟.从"营卫不从"探讨系统性硬化症合并肺间质改变的中医病机演变 [J].中医杂志，2017，58（9）：745-747.

[4] 陈剑梅，郭峰，钱先.从肺论治硬皮病探讨 [J].南京中医药大学学报，2013，29（6）：507-509.

[5] 卞华，王帅，张翠月，等.从肺脾肾 - 皮毛相关论治系统性硬化病的理论基础 [J].中华中医药杂志，2017，32（2）：701-703.

[6] 高祥福 . 范永升教授从肺论治硬皮病 [J]. 浙江中医药大学学报，2008，32（2）：195-196.

[7] 许家佗，屠立平，陈清光，等 . 费兆馥教授辨证遣药特色及辨治系统性硬化症经验 [J]. 上海中医药大学学报，2012，26（6）：1-4.

[8] 娄玉钤，娄高峰，娄多峰，等 . 基于"虚邪瘀"理论的风湿病学科体系建立及相关研究 [J]. 风湿病与关节炎，2012，1（1）：10-15.

[9] 李满意，娄玉钤 . 皮痹的源流及相关历史文献复习 [J]. 风湿病与关节炎，2014，3（8）：65-72.

[10] 施慧 . 硬皮病的辨证论治 [J]. 云南中医中药杂志，2010，31（2）：89-90.

[11] 李颖 . 浅谈中医治疗硬皮病的思路 [J]. 中国中医药现代远程教育，2011，9（18）：113-115.

[12] 娄玉钤，李满意 . 三因三候痹的源流及临床意义 [J]. 风湿病与关节炎，2013，2（10）：50-58.

[13] 杨奕，许笤 . 谈谈自然疗法对硬皮症的治疗 [J]. 双足与保健，2012（1）：37.

[14] 周继朴，王莒生 . 王莒生教授从肺论治皮肤病经验 [J]. 世界中西医结合杂志，2011，6（3）：189-190.

[15] 杜桐，刘维 . 系统性硬化症中医文献分析概述 [J]. 风湿病与关节炎，2017，6（11）：78-80.

[16] 蔡念宁 . 硬皮病辨治经验概述 [J]. 中国中西医结合皮肤性病学杂志，2009，8（6）：384-386.

[17] 李奎喜，王洲典 . 硬皮病的中医病因病机探讨 [J]. 光明中医，2002，17（1）：15-17.

[18] 赵党生，王凤仪 . 硬皮病血瘀证机制研究述评 [J]. 中医研究，2011，24（2）：4-6.

[19] 周宝宽 . 硬皮病证治 [J]. 四川中医，2011，29（10）：30-32.

[20] 林妍 . 硬皮病中医证治规律研究进展 [J]. 中西医结合心血管病电子

杂志，2018，6（35）：20-21.

[21] 陈雷鸣，包洁，谢志军.中医痹证理论的源流与发展 [J].中国中医急症，2013，22（11）：1870-1872.

[22] 范黎明，卞华，刘涛.中医对硬皮病认识的进展 [J].时珍国医国药，2018，29（11）：2726-2728.

[23] 李一洋，陈晴燕.中医药治疗硬皮病 [J].实用中医内科杂志，2013，27（3）：144-146.

[24] 曹玉璋，董彬，房定亚.中医药治疗硬皮病的思路与方法探讨 [J].北京中医药大学学报（中医临床版），2010，17（5）：32-34.

[25] 赵凯，屠文震.中西医结合治疗系统性硬皮病的思路与方法 [J].中医杂志，2004，45（10）：780-781.

[26] 周茂松，严煜林.硬皮病病因及发病机制的研究进展 [J].医学综述，2008，14（1）：88-89.

[27] 张乃峥.临床风湿病学 [M].上海：上海科学技术出版社，1999.

[28] 蒋明，DAVID YU，林孝义.中华风湿病学 [M].北京：华夏出版社，2004.

[29] 龙颖，谌威霖，杜倩，等.系统性硬化症的表观遗传学研究进展 [J].中南大学学报（医学版），2018，43（12）：1369-1375.

[30] Walecka I, Roszkiewicz M, Malewska A. Potential occupational and environmental factors in SSc onset [J]. Ann Agric Environ Med, 2018, 25（4）：596-601.

[31] Orlandi M, Barsotti S, Lepri G, et al. One year in review 2018: systemic sclerosis [J]. Clin Exp Rheumatol, 2018, Suppl 113（4）：3-23.

[32] Gonçalves RSG, Pereira MC, Dantas AT, et al. CCL3, IL-7, IL-13 and IFN γ transcripts are increased in skin's biopsy of systemic sclerosis [J]. Exp Dermatol, 2019, doi: 10.1111/exd.13982.

[33] Mo C, Zeng Z, Deng Q, et al. Imbalance between T helper 17 and regulatory T cell subsets plays a significant role in the pathogenesis of systemic

sclerosis [J]. Biomed Pharmacother, 2018, 108: 177-183.

[34] Sierra-Sepúlveda A, Esquinca-González A, Benavides-Suárez SA, et al. Systemic sclerosis pathogenesis and emerging therapies, beyond the fibroblast [J]. Biomed Res Int, 2019, 23: 4569826.

[35] Artlett CM. The IL-1 family of cytokines. Do they have a role in scleroderma fibrosis? [J]. Immunol Lett, 2018, 195: 30-37.

[36] Kumar S, Singh J, Rattan S, et al. Review article: pathogenesis and clinical manifestations of gastrointestinal involvement in systemic sclerosis [J]. Aliment Pharmacol Ther, 2017, 45 (7): 883-898.

[37] Pasha F, Abazari S, Bikarannejad P, et al. Systemic Sclerosis with Focus on scleroderma renal crisis [J]. Iran J Kidney Dis, 2019, 13 (3): 207-210.

第三章

硬皮病的诊断与鉴别诊断

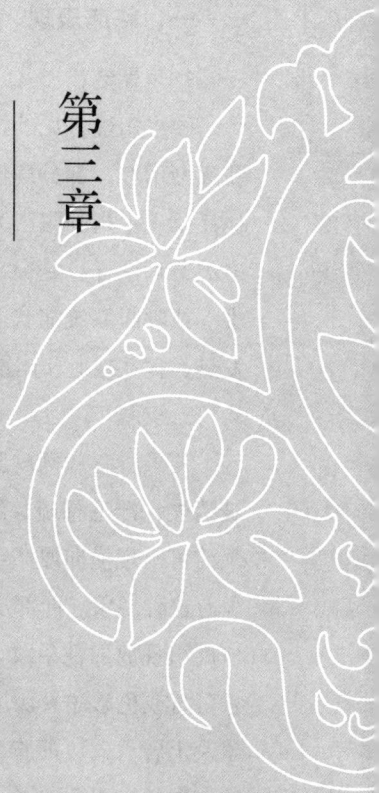

第一节 诊断要点

一、临床表现

1. 早期症状

硬皮病最多见的初期表现是雷诺现象和肢端、面部肿胀，并有手指皮肤逐渐增厚。部分病例首发症状为雷诺现象，雷诺现象可先于硬皮病的其他症状（手指肿胀、关节炎、内脏受累）1～2年或与其他症状同时发生。多关节病同样也是突出的早期症状。胃肠道功能紊乱（胃烧灼感和吞咽困难）或呼吸系统症状等偶尔也是本病的首发表现。患者起病前可有不规则发热、食欲减退和体重下降等。

2. 皮肤

几乎所有病例皮肤硬化都从手开始。手指、手背发亮、紧绷，手指褶皱消失，汗毛稀疏，继而面部和颈部受累。患者上胸部和肩部有紧绷感，颈前可出现横向厚条纹，仰头时，患者会感到颈部皮肤紧绷，其他疾病很少有这种现象。面部皮肤受累可表现为典型的硬皮病面容，表现为面具脸、口周出现放射性条纹、口唇变薄、鼻端变尖、张口受限。受累皮肤可有色素沉着或色素脱失。皮肤病变可局限在手指（趾）和面部，或向心性扩展，累及上臂、肩、前胸、背、腹和腿。有的可在几个月内累及全身皮肤，有的在数年内逐渐进展，有些呈间歇性进展。临床上皮肤病变可分为水肿期、硬化期和萎缩期，水肿期皮肤呈非可凹性肿胀，触之有坚韧感；硬化期皮肤呈蜡样光泽，紧贴于皮下组织，不易捏起；萎缩期浅表真皮变薄变脆，表皮松弛。

3. 关节和肌肉

多关节痛和肌肉疼痛常为早期症状，也可出现明显的关节炎，约29%可有侵蚀性关节病。由于皮肤增厚且与其下关节紧贴，致使关节挛缩和功能受限。由于腱鞘纤维化，当受累关节主动或被动运动时，特别在腕、踝、膝处，可觉察到皮革样摩擦感。部分患者可以出现关节炎症，其中一些病例可有侵袭性关节病变。长期慢性指（趾）缺血，可发生指端骨溶解。X线表现关节间隙狭窄和关节面骨硬化。SSc 早期即有肌痛、肌无力等非特异性症状，晚期可出现肌肉萎缩，后者一方面是由于皮肤增厚变硬可限制指关节的活动，造成局部肌肉失用性萎缩，在弥漫性 SSc 此种情况可发生于任何关节，以手指、腕、肘关节多见；另一方面也与从肌腱向肌肉蔓延的纤维化有关，此时病理表现为肌纤维被纤维组织代替而无炎性细胞浸润。当 SSc 与多发性肌炎或皮肌炎重叠时，患者可有明显近端肌无力，血清肌酸激酶持续增高。由于肠道吸收不良、失用及血流灌注减少，常有骨质疏松。

4. 消化系统

消化道受累为硬皮病最常见的内脏损害。消化道的任何部位均可受累，其中食管受累最常见，肛门和直肠次之，小肠和结肠较少。

（1）口腔　张口受限，继发干燥综合征后出现牙周间隙增宽，牙龈萎缩，牙齿脱落。

（2）食管　食管下部括约肌功能受损可致胸骨后灼热感和反酸。长期可引起糜烂性食管炎、出血、食管下部狭窄等并发症。下 2/3 食管蠕动减弱可引起吞咽困难和吞咽痛。组织病理示食管平滑肌萎缩，黏膜下层和固有层纤维化，黏膜呈不同程度变薄和糜烂。食管的营养血管呈纤维化改变。1/3 硬皮病患者可发生 Barrett 食管，这些患者发生腺癌等并发症的危险性增高。食管功能可用食管测压、钡餐造影和胃镜等方法检查。

（3）小肠　常可引起腹痛、腹泻、体重下降和营养不良。营养不良是由于肠蠕动缓慢，微生物在肠液中过度增长所致，应用四环素等广谱抗生素常能奏效。偶可出现假性肠梗阻，表现为腹痛、腹胀和呕吐。与食管受累相似，纤维化和肌肉萎缩是产生这些症状的主要原因。肠壁黏膜肌层变性，空气进入肠壁黏膜下面之后，可发生肠壁囊样积气征。

（4）大肠　钡灌肠可发现 10% ～ 50% 的患者有大肠受累，但临床症状往往较轻。累及后可发生便秘、下腹胀满，偶有腹泻。由于肠壁肌肉萎缩，在横结肠、降结肠可有较大开口的特征性肠炎（憩室），如肛门括约肌受累，可出现直肠脱垂和大便失禁。

（5）肝脏和胰腺　肝脏病变不常见，但原发性胆汁性肝硬化的出现往往都与局限性皮肤型 SSc 有关。CREST 综合征（局限性硬皮病）患者可发生胆汁性肝硬化。胰腺外分泌机能不全可引起吸收不良和腹泻。

5. 肺部

在硬皮病中肺脏受累普遍存在。病初最常见的症状为运动时气短，活动耐受量降低；后期出现干咳。随病程增长，肺部受累机会增多，且一旦累及，呈进行性发展，对治疗反应不佳。到疾病晚期，肺的受累可以成为患者致死的原因。

肺间质纤维化和肺动脉血管病变常同时存在，但往往是其中一个病理过程占主导地位。在弥漫性皮肤型 SSc 伴抗拓扑异构酶 I（Scl-70）阳性的患者中，肺间质纤维化常常较重；在 CREST 综合征中，肺动脉高压常较为明显。肺间质纤维化常以嗜酸性肺泡炎为先导。在肺泡炎期，高分辨率 CT 可显示肺部呈毛玻璃样改变，支气管肺泡灌洗可发现灌洗液中中性粒细胞和 T 淋巴细胞增多。胸部 X 线片示肺间质纹理增粗，严重时呈网状结节样改变，在基底部最为显著。肺功能检查示限制性通气障碍，肺活量减低，肺顺应性降低，气体弥散量降低。体检可闻及细小爆裂音，特别是在肺底部。闭塞、纤维化及炎性改变是肺部受累的原因。

肺动脉高压常为棘手问题，它是肺间质与支气管周围长期纤维化或肺间小动脉内膜增生的结果。肺动脉高压常缓慢进展，除非到后期有严重的不可逆病变出现，一般临床不易察觉。无创性的超声心动检查可发现早期肺动脉高压。尸解显示 29%～47% 患者有中小肺动脉内膜增生和中膜黏液瘤样变化。心导管检查发现 33% 患者有肺动脉高压。

6. 心脏

在病程晚期时才发现，大部分患者有左心功能不全的迹象，可出现劳累后呼吸困难、胸闷、心悸气短、水肿，偶有胸痛。心脏的病理检查和敏感性诊断试验说明心肌、心肌血管和心包均可受累，心肌病的表现有顽固性充血性心力衰竭，各种房性与室性心律不齐。任何心脏病的症状都是预后不良的指征。透壁性的斑片状心肌纤维化是 SSc 的特征，它决定着心脏病变的性质和严重程度。超声心动图显示约半数病例有心包肥厚或积液，但临床心肌炎和心包填塞不多见。

7. 肾脏

硬皮病的肾脏病变以叶间动脉、弓形动脉及小动脉最为显著，其中最主要的是小叶间动脉。血管内膜有成纤维细胞增生、黏液样变、酸性黏多糖沉积及水肿；血管平滑肌细胞发生透明变性；血管外膜及周围间质均有纤维化；肾小球基底膜不规则增厚。硬皮病肾脏病变临床表现不一，部分患者有多年皮肤及其他内脏受累而无肾损害的临床现象；有些在病程中出现肾危象，即突然发生严重高血压和急进性肾功能衰竭，如不及时处理，常于数周内死于心力衰竭及尿毒症。虽然肾危象初期可无症状，但大部分患者疲乏感加重，出现气促、严重头痛、视物模糊、抽搐、神志不清等症状。实验室检查发现肌酐增高、蛋白尿和（或）镜下血尿，可有微血管溶血性贫血和血小板减少。

8. 其他表现

（1）神经系统病变　在弥漫性皮肤型 SSc 的早期阶段可出现正中神经受压、腕管综合征，在急性炎症期后，这些症状常能自行好转；可出现孤立或多发单神经炎（包括脑神经），这常与某些特异的抗体如抗 ulRNP 抗体相关。SSc 可出现对称性周围神经病变，可能与合并血管炎有关。

（2）口干和眼干　口干、眼干很常见，与外分泌腺结构破坏有关，如能满足干燥综合征的诊断标准，可诊断重叠综合征。

（3）甲状腺功能低下　20%～40% 的患者有甲状腺功能减退，这与甲状腺纤维化或自身免疫性甲状腺炎有关，病理表现为淋巴细胞浸润。半数患者血清中可有抗甲状腺抗体。

此外，50% 的 SSc 患者常有抑郁的表现，主要是对治疗反应的抑郁。性功能减退也比较常见，器质性神经血管性疾病常可造成男性患者阳痿。

二、实验室检查

1. 常规实验室检查

常规实验室检查一般无特殊异常。红细胞沉降率（ESR）可正常或轻度增快。贫血可由消化道溃疡、吸收不良、肾脏受累所致，一般情况下少见。可有轻度血清白蛋白降低，球蛋白增高，可有多株高 γ 球蛋白血症和冷球蛋白血症。血中纤维蛋白原含量增高。

2. 免疫学检测

血清 ANA 阳性率达 90% 以上，抗核仁型抗体对 SSc 的诊断相对特异。20% ～ 40% 硬皮病患者，血清抗 Scl-70 抗体阳性。抗 Scl-70 抗体是 SSc 的特异性抗体，该抗体阳性与弥漫性皮肤硬化、肺纤维化、指（趾）关节畸形、远端骨质溶解相关。抗着丝点抗体在 SSc 中的阳性率是 15% ～ 20%，是局限性皮肤型 SSc 的亚型 CREST 综合征较特异的抗体，常与严重的雷诺现象、指端缺血、肺动脉高压相关。在 CREST 综合征患者中，50% ～ 90% 抗着丝点抗体阳性，在弥漫性硬皮病中仅 10% 病例阳性。抗 RNA 聚合酶Ⅰ、Ⅲ抗体的阳性率为 4% ～ 20%，常与弥漫性皮肤损害、SSc 相关肾危象相关。抗 u3RNP 抗体阳性率为 8%，在男性患者中更多见，与弥漫性皮肤受累相关。抗 SSA 抗体和（或）抗 SSB 抗体存在于 SSc 与干燥综合征重叠的患者。抗纤维蛋白 Th/T0 抗体阳性率约 5%，与局限性皮肤受累和肺动脉高压相关。抗 PM/Scl 抗体阳性率为 1%，见于局限性皮肤型 SSc 和重叠综合征（多发性肌炎 / 皮肌炎）。约 30% 病例类风湿因子阳性。

三、影像学检查

1. X 线检查

双手 X 线可有不规则的骨侵蚀，关节间隙变窄，少数硬皮病患者有末节指骨吸收，常伴有软组织萎缩和皮下钙质沉着，偶尔有中节指骨的完全溶解。肺部 X 线检查可有两肺纹理增强，也可见网状或结节状致密影，以肺底为著，或有小的囊状改变。

2. 高分辨率 CT 检查

合并间质性肺病者可发现肺部渗出性病变或纤维化改变或牵张性支气管扩张。高分辨率 CT 是检测和随访间质性肺病的主要手段。

3. 钡餐检查

钡餐检查可显示食管、胃肠道蠕动减弱或消失，下端狭窄，近侧增宽，小肠蠕动亦减少，近侧小肠扩张，结肠袋可呈球形改变。

4. 心电图

心电图上常见心脏传导系统损伤和无症状的心律失常。

5. 心脏超声

30% ～ 40% 的 SSc 患者通过超声心动检查可发现心包积液，但明显的心包积液不常见。

四、其他检查

1. 肺功能检查

间质性肺病患者可发现其用力肺活量、肺总量下降，一氧化碳弥散下降。

2. 心导管检查

作为肺动脉高压患者的筛查性检查，超声心动可发现肺动脉高压，但确诊方法是进行心导管检查，这是确诊肺动脉高压的唯一金标准。

3. 病理及甲褶微循环检查

硬变皮肤活检见网状真皮致密胶原纤维增多、表皮变薄、表皮突消失、皮肤附属器萎缩；真皮和皮下组织内（也可在广泛纤维化部位）可见 T 淋巴细胞大量聚集。甲褶毛细血管显微镜检查显示毛细血管袢扩张与正常血管消失。

4. 肾活检

必要时肾活检是评价 SSc 患者肾损害的重要途径。

第二节 诊断标准

一、1980 年 ACR 提出的 SSc 分类标准

1980 年美国风湿病学会（ACR）提出的 SSc 分类标准见表 3-1。

表 3-1 ACR 硬皮病分类标准

A. 主要条件：
近端皮肤硬化：手指及掌指（跖趾）关节近端皮肤增厚、紧绷、肿胀。这种改变可累及整个肢体、面部、颈部和躯干（胸、腹部）
B. 次要条件：
1. 指硬化：上述皮肤改变仅限手指
2. 指尖凹陷性瘢痕或指垫消失：由于缺血导致指尖凹陷性瘢痕，或指垫消失
3. 双肺基底部纤维化：在立位胸片上，可见条状或结节状致密影，以双肺底为著，也可呈弥漫斑点或蜂窝状肺。要除外原发性肺病所引起的这种改变

判定：具有主要条件或两个以上次要条件者，可诊为硬皮病。此外雷诺现象，多发性关节炎或关节痛，食道蠕动异常，皮肤活检示胶原纤维肿胀和纤维化，血清有 ANA、抗 Scl-70 抗体和抗着丝点抗体均有助于诊断。

但是该标准的敏感性较低，无法对早期的硬皮病做出诊断。

二、EUSTAR 关于极早期硬化病诊断标准

欧洲硬皮病临床试验和研究协作组（EULAR scleroderma trial and research group, EUSTAR）提出了"早期硬皮病"的概念和诊断标准，即如果存在：①雷诺现象；②手指肿胀；③抗核抗体阳性，应高度怀疑早期硬皮病的可能，应进行进一步检查。如果存在下列 2 项中的任何一项就可以确诊为早期硬皮病：①甲床毛细血管镜检查异常；②硬皮病特异性抗体，如抗着丝点抗体阳性或抗 Scl-70 抗体阳性。但早期硬皮病可能与未分化结缔组织病、混合性结缔组织病不易鉴别。

三、2013 年 ACR/EULAR 发布 SSc 分类标准

2013 年，ACR/EULAR 发布了 SSc 新分类标准，在新的分类标准中，增加了甲襞微血管异常、自身抗体、雷诺现象等新内容；双手指皮肤增厚并渐近至掌指关节已足以诊断硬皮病。若无上述表现，根据次要条目的权重进行计分，总得分≥ 9 分，即可归类为硬皮病患者。此分类标准的敏感性和特异性均优于 1980 年 ACR 的标准，且适于发现早期硬皮病患者（表3-2）。

表 3-2 ACR/EULAR 硬皮病分类标准

主要条目	亚条目	权重/分
双手指皮肤增厚并渐近至掌指关节（足以诊断）		9
手指皮肤增厚（仅计最高评分）	手指肿胀	2
	指端硬化（不急 MCP 但渐近 PIP）	4
指端损害（仅计最高评分）	指尖溃疡	2
	指尖凹陷性疤痕	3
毛细血管扩张		2
甲襞毛细血管异常		2
肺动脉高压和/或间质性肺病（最高2分）	肺动脉高压	2
	间质性肺病	2
雷诺现象		3
SSc 相关抗体（最高3分）	抗着丝点抗体	3
	抗拓扑异构酶Ⅰ抗体（抗 Scl-70）	
	抗 RNA 聚合酶Ⅲ抗体	

注：总得分为各项最高评分的总和。总得分≥ 9 分即可归类为 SSc 患者。

四、硬皮病的分类

根据皮肤受累的情况不同，硬皮病可分为以下几个类型。

1. 弥漫性硬皮病

除面部、肢体远端和近端外，皮肤增厚还累及躯干。弥漫性 SSc 可导致多系统病变，病情严重程度、器官分布和疾病进展情况各有不同。典型的弥漫性 SSc 发病年龄通常比局限性患者要小。起病突然，通常以数周（4～12 周）的面部和肢体远端肿胀及雷诺现象为首发症状，伴有疲乏及虚弱等全身症状，皮肤硬化可从四肢远端迅速波及肘部甚至躯干，出现腱摩擦音几乎是弥漫性 SSc 的独特表现。由于弥漫性 SSc 发病后数年内可继发严重的多器官损伤（包括肺、心脏、胃肠道和肾脏），因此死亡率较高。弥漫性 SSc 患者临床表现差异很大，并非所有病例都是进展性的，部分患者可能在数年内保持病情稳定。

2. 局限性硬皮病

皮肤增厚限于肘（膝）的远端，但可累及面部和颈部。局限性 SSc 患者平均年龄大于弥漫性 SSc 5～10 年。在其他症状出现以前通常有持续多年甚至几十年的雷诺现象。患者肢体远端皮肤增厚，累及指、手、前臂和颜面，肢体病变一般不超过肘部，皮肤增厚通常伴有面部毛细血管扩张。内脏受损较晚，约在起病 10 年后，部分患者可发生食管运动功能障碍和（或）肺间质损害，肾损害较少。

3. 无皮肤硬化的硬皮病

临床无皮肤增厚表现，但有特征性的内脏表现和血管及血清学异常。

4. 重叠综合征

上述任何一型 SSc 与诊断明确的类风湿关节炎、系统性红斑狼疮、多发性肌炎和（或）皮肌炎或舍格伦综合征同时出现，称重叠型 SSc。

5.CREST 综合征

CREST 综合征是指钙化、雷诺现象、食管运动障碍、指端硬化和毛细血管扩张。它的名字来源于疾病的典型表现：钙质沉着（calcinosis，C）、雷诺现象（Raynaud's syndrome，R）、食道运动功能障碍（esophageal dysmotility，E）、指端硬化（sclerodactyly，S）、毛细血管扩张（telangiectasis，T）。

诊断：

（1）雷诺现象。

（2）多发性关节炎或关节痛。

（3）食管蠕动异常。

（4）皮肤病理学胶原纤维肿胀和纤维化。

（5）免疫检查 ANA 阳性。

（6）抗 SCl-70 抗体阳性。

（7）着丝点抗体（ACA）阳性。

具有其中 5 条症状的 3 条，或 3 条以上加着丝点抗体阳性可诊断。

第三节　鉴别诊断

本病应与假性硬皮病，如硬肿症、嗜酸性粒细胞筋膜炎、混合性结缔组织病及肾源性纤维化皮肤病/肾源性系统纤维化相鉴别。

1. 硬肿症

硬肿症是新生儿由于受寒、早产、感染、窒息等原因引起的病证，临床以局部甚至全身皮肤、皮下脂肪硬化和水肿为特征。本病在寒冷的冬春季节多见，若由于早产或感染所引起，夏季亦可发病。硬皮病在早期易与硬肿症相混淆，但硬皮病有雷诺现象发作史及萎缩性皮肤改变。另外，硬肿症很少累及手和足，也不出现萎缩、色素沉着和毛细血管扩张，再结合病理改变可以鉴别。

2. 嗜酸性粒细胞筋膜炎

嗜酸性粒细胞筋膜炎多发于青年，剧烈活动可诱发，表现为四肢皮肤的肿胀、发紧，并伴肌肉的压痛、肌无力，但不伴有雷诺现象，不侵犯内脏，抗核抗体阴性，血嗜酸性粒细胞可以增加，皮肤活检约有 50% 伴有嗜酸性粒细胞浸润。

3. 混合性结缔组织病（MCTD）

混合性结缔组织病是指具有系统性红斑狼疮、硬皮病、多发性肌炎、类风湿关节炎的一些临床表现和实验室检查的指标，而又不能诊断为这些病中的一种，同时血清中伴有高滴度的 RNP 抗体的疾病。混合性结缔组织病中，部分患者可逐渐发展为硬皮病。

4. 肾源性纤维化皮肤病 / 肾源性系统纤维化（NFD/NSF）

肾源性纤维化皮肤病 / 肾源性系统纤维化作为一种特发性皮肤病，其主要特征为：四肢皮肤变厚变硬，有时会发生在躯干部，同时伴有皮肤成纤维细胞样细胞的增生、胶原质重组及黏蛋白沉积。NSF 仅发生在肾功能损害的患者身上，发病时间为几天到几个星期。皮肤变化首先是发红或发黑，出现丘疹斑块，随后皮肤麻木，表皮呈现橘黄色条形纤维状。疾病诊断根据皮肤活体组织检查的特定组织学病理特征来确定：胶原束增厚且周围出现裂缝，黏蛋白沉积，成纤维细胞样细胞和弹性纤维增生而无发炎症状。皮肤损害一般发生在踝关节至大腿之间，呈对称状。疾病后期，损害部位会扩展到腕关节和上臂之间。患者感到患部烧灼、瘙痒或剧烈刺痛，也可能出现手脚浮肿并呈水泡状。另外，有些患者眼睛或附近出现黄色斤疹、斑块；也曾有病例在皮肤损害前出现不明原因血压快速波动的情况。患者一般均呈现肌肉虚弱的症状。X 射线检查显示软组织钙化，髋骨、肋骨出现深部骨痛。

参考文献

[1] 陈灏珠，林果为，王吉耀，等 . 实用内科学 [M].15 版 . 北京：人民卫生出版社，2017.

[2] 蒋明，DAVID YU，林孝义 . 中华风湿病学 [M]. 北京：华夏出版社，2004.

[3] Cottin V，Brown KK. Interstitial lung disease associated with systemic sclerosis（SSc-ILD）[J]. Respir Res，2019，20（1）：13.

[4] Wang Q，Shang Y，Li S，et al. Complete heart block in systemic sclerosis: a case report and literature review [J]. Medicine（Baltimore），2018，

97（46）：e13226.

[5] Shenavandeh S，Hashemi SB，Masoudi M，et al. Hearing loss in patients with scleroderma：associations with clinical manifestations and capillaroscopy [J]. Clin Rheumatol，2018，37（9）：2439-2446.

[6] Rentka A，Nagy A，Harsfalvi J，et al. Association between objective signs and subjective symptoms of dry eye disease in patients with systemic sclerosis [J]. Rheumatol Int，2017，7（11）：1835-1845.

[7] Ferreli C，Gasparini G，Parodi A，et al. Cutaneous Manifestations of Scleroderma and Scleroderma-Like Disorders：a Comprehensive Review [J]. Clin Rev Allergy Immunol，2017，53（3）：306-336.

[8] I Caruso，F Montrone, M Fumagalli.Subcommittee for scleroderma criteria of the American Rheumatism Association Diagnostic and Therapeutic Criteria Committee. Preliminary criteria for the classification of systemic sclerosis（scleroderma）[J]. Arthritis Rheum，1980, 23（5）：581-590.

[9] Matucci-Cerinic M，Allanore Y，Czirják L，et al. The challenge of early systemic sclerosis for the EULAR Scleroderma Trial and Research group（EUSTAR）community. It is time to cut the Gordian knot and develop a prevention or rescue strategy [J]. Ann Rheum Dis，2009，68（9）：1377-1380.

[10] Van den Hoogen F，Khanna D，Fransen J，et al. Classification Criteria for Systemic Sclerosis：An ACR-EULAR Collaborative Initiative [J]. Arthritis Rheum, 2013，65（11）：2737-2747.

第四章

硬皮病的中医治疗

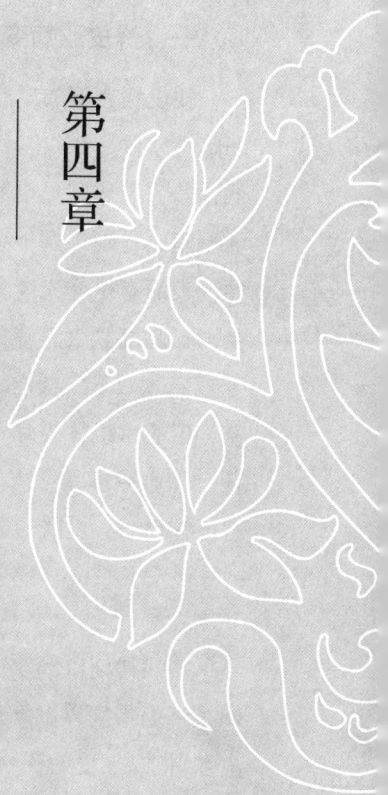

第一节　辨证要点

一、辨皮肤病变分期

硬皮病典型的皮肤病变分水肿期、硬化期和萎缩期，水肿期皮肤呈非凹陷性水肿，皱纹变浅，绷紧，变厚，若外邪为寒湿，肤色苍白，皮温偏低，若为湿热则见皮肤红肿，皮温较高；此期以邪实为主，外邪犯络，络脉瘀阻，是硬皮病早期，此时治疗决定疾病的发展和预后。硬化期皮肤变硬，表面有蜡样光泽，不能用手指捏起，关节僵硬，面部表情固定，张口受限，胸部紧束感等；此期治疗以活血通络、软坚散结为主。萎缩期皮肤萎缩变薄如羊皮纸样，甚至皮下组织及肌肉亦发生萎缩及硬化，紧贴于骨骼，形成木板样硬片；此期治疗难度较大，病理特点以正虚为主，外邪伤正，气血亏虚，络虚不荣，肌肤失养，治以益气血、通经络、养荣生肌，若治疗得当，皮肤尚能逐渐变软。

二、辨寒热虚实

疾病初期以邪实壅络为主，中后期往往以正亏络虚多见，或寒热虚实间杂。但本病以虚寒证多见，症见四肢逆冷，手足遇寒变白变紫，颜面或皮肤肿胀但无热感，或皮肤变硬、变薄，伴有身倦乏力、头晕腰酸等症，舌淡苔白，脉沉细或沉迟。而湿热瘀阻证型多见于水肿期，或湿热外侵，或寒湿入里，郁而化热，症见皮肤肥厚红肿，皮纹消失，呈淡黄色或黄褐色，皮温高，或伴有发热，关节疼痛红肿，舌质红，苔黄腻，脉滑数。

人是一个统一的有机体，其病因病机可相互影响，互为因果。在疾病发展过程中，由实转虚，因虚致实，虚实夹杂。

三、辨脏腑

外邪不解，沿经内传，病及脏腑。硬皮病可以累及肺、脾胃、肠、心、肾等多个脏器，根据累及脏腑不同而行五脏分治，但总体上以理气和血通络、维护脏腑功能为治疗思路。究其病因，责之于肺脾肾三脏为主，或肺脾两虚，或脾肾阳虚，甚或阴阳两虚，治疗时应辨其所累脏腑而选方组药。

第二节　治疗原则

中医学认为本病内因为肺、脾、肾等脏气功能失常，营卫失调，气血不和，腠理不密；外因为风、寒、湿之邪乘虚侵袭，正气为邪所阻，不能宣行而留滞，痹于皮肤则发为皮痹。

皮痹的治疗原则主要是扶正祛邪，治法有补气温肾、活血化瘀、祛风化湿、温经散寒、理气疏肝、祛痰化湿、软坚散结、清热解毒、搜风通络等。如风、寒、湿外袭之初，应调和营卫、祛风除湿、温经散寒为主；如疾病出现肺脾两虚，应补肺脾之气，温肺脾之寒；如疾病出现脾肾阳虚，应温补肾阳，健运脾阳；如疾病出现寒凝瘀阻，应温阳祛寒，化瘀通滞。

病情在活动期，从中医辨证治疗分析，此时多为风寒湿阻，治疗应注意调和营卫，祛风除湿，温经散寒；病情在稳定期或晚期，从中医辨证治疗分析，此时多属肺脾两虚，脾肾阳虚及寒凝瘀阻，应根据其主症的表现，相应选用补肺扶脾、温补肾阳、健脾益气、温经散寒、和阳通滞之法。在其发病整个过程中，阳虚寒凝痰瘀是主要的病机，因而以温阳驱寒、化痰通络为其治疗大法。治疗时应注重通络，宜用虫类药、藤类药。

第三节　辨证论治

一、证候论治

1. 风湿痹阻证

【临床表现】发病初期，皮肤浮肿、紧张，皱纹变浅，按之无凹陷，皮色正常或苍白，皮肤不温，自觉瘙痒，关节疼痛呈游走性；舌质淡红，苔薄白，脉浮或紧。

【证候分析】素体禀赋不足，腠理不密，卫外不固，或久居潮湿之地，贪凉露宿，睡卧当风，或不知养慎，寒温不适，风湿外邪乘虚而入，邪侵肌表，客于肌肤经络之间，营卫不和，脉络不通，气血凝滞，皮肤失荣受损而出现肿胀、紧张，发为皮痹。风湿在表，则皮肤不温、瘙痒；邪注肌腠经络，阻于关节，发为关节疼痛游走不定。舌质淡红，苔薄白，脉浮或紧，为风湿邪侵肌表之象。

【治法】调和营卫，祛风除湿，通络活血。

【方药】蠲痹汤加减。

黄芪 15g，当归 10g，芍药 10g，桂枝 9g，防风 10g，羌活 10g，独活 10g，海风藤 10g，秦艽 10g，川芎 10g，乳香 5g，木香 9g，姜黄 9g，炙甘草 6g，加姜、枣煎。

【方解】方中黄芪、炙甘草补气而实卫，使气通则血活，血活则风散；辛能散寒，风能胜湿，防风、羌活、独活、海风藤、秦艽除湿而疏风散寒，使补而不滞、行而不泄以辅之；当归、芍药、桂枝和营活血；川芎、乳香活血通络止痛；姜黄理血中之气，能入手足而祛寒湿；木香调中健脾；再以姜、枣为引，和营卫、达腠理，风、寒、湿之邪自无留着之处；甘草又能调和诸药。

【加减】风气胜者，加大秦艽、防风用量至 15g；寒气胜者，加紫苏 9g，细辛 3g；湿气胜者，加防己 9g，五加皮 10g；痛在上者，去独活，加荆芥 9g；痛在下者，加牛膝 10g；间有湿热者，伴有口干口渴，此为邪郁化热，去肉桂，加黄柏 9g；关节疼痛明显者，可加延胡索 10g。

【中成药】舒筋活络丸，每次 6g，每日 2 次，口服。通痹片，每次 0.6g，每日 3 次，口服。

【临证体会】此证属于疾病早期，邪侵未深，及早治疗，避免进展，预后较好。

2. 寒侵肌肤证

【临床表现】相当于浮肿期，皮肤局限性或弥漫性发硬，皮肤光亮肿胀，皮纹消失，肢端皮肤发硬，肤色青紫、苍白，遇寒尤甚，可有刺痛、麻木感，形寒怕冷，身痛肌痛，无汗；舌质淡暗，苔白，脉沉细涩。

【证候分析】寒湿之邪侵袭皮肤，留滞脉络，气血被阻，寒性收引，故皮肤紧张变硬。湿胜则肿，故可见皮肤肿胀。寒湿痹阻经络，阳气不通，皮肤四肢不得温养，故见肢冷肤寒，畏寒喜暖。寒湿痹阻关节，则见关节冷痛，肢节屈伸不利。口淡不渴，舌淡苔白，脉紧均为寒湿之特征。

【治法】温经散寒，和阳通滞。

【方药】阳和汤合当归四逆汤加减。

熟地黄 12g，白芥子 9g，炮姜 6g，麻黄 5g，鹿角胶 9g，当归 10g，桂枝 9g，白芍 10g，细辛 3g，通草 9g，大枣 5g，炙甘草 6g。

【方解】熟地黄补血滋阴、填精益髓，配以血肉有情之鹿角胶，补肾助阳、益精养血，两者合用，温阳养血；当归甘温，养血和血，配桂枝辛温，温经散寒、温通血脉；白芍养血和营，助当归补益营血；细辛温经散寒，助桂枝温通血脉；麻黄宣通经络，与诸温和药配合，可以开腠理、散寒结，引阳气由里达表，通行周身；白芥子温中散寒，通络止痛；通草通经脉，以畅血行；大枣、甘草益气健脾养血；甘草解毒而调诸药。全方益精扶阳，化寒凝，通经络，温阳补血，共奏温经散寒、和阳通滞之效。

【加减】寒甚者加制附子 9g，肉桂 3g；风湿甚者加威灵仙 10g，秦艽 10g；寒凝重者加全蝎 4g，制南星 9g；血虚者加阿胶 10g，鸡血藤 15g；气虚者加黄芪 15g，党参 10g；血瘀者加牡丹皮 10g，白芍换成赤芍 10g。

【中成药】寒湿痹颗粒，每次 5g，每日 3 次，口服。复方夏天无片，每次 0.64g，每日 3 次，口服。

【临证体会】治疗多用温热辛燥药物，需防耗阴动火，注意配伍养阴润燥之品。

3. 湿热瘀阻证

【临床表现】局部皮肤浮肿变厚，触之而热，肤色暗红或紫红，皮肤疼痛，甚至指端皮肤溃疡、坏死，伴发热，关节肿痛；舌质红或暗红，苔黄腻，脉滑数。

【证候分析】素体湿热内蕴，复感湿热之邪，或外感寒湿，邪从热化，致湿热蕴结皮肤，故皮肤紧张而肿热。热为阳邪，阳盛则热，故可见发热。

湿热与血相搏，瘀阻于皮肤、肌肉，气血不通，肌肤失于濡养，故皮肤作痛，指端溃疡、坏死。瘀热阻于经络，则见肤色暗红；流注关节，则有关节肿痛。舌暗红、苔黄腻、脉滑数等均是湿热瘀阻之象。

【治法】清化湿热，宣痹通络。

【方药】宣痹汤合四妙勇安汤加减。

防己 9g，杏仁 9g，连翘 10g，滑石 10g，薏苡仁 15g，半夏 9g，蚕沙 9g，栀子 9g，金银花 10g，玄参 10g，当归 10g，甘草 6g。

【方解】四妙勇安汤功效清热解毒，活血止痛。方中金银花清热解毒；玄参滋阴清热；当归活血和营；甘草和中解毒。宣痹汤中以防己为主，入经络而祛经络之湿，通痹止痛；配伍杏仁开宣肺气，通调水道，助水湿下行；滑石利湿清热，薏苡淡渗利湿，引湿热从小便而解，使湿行热去；半夏、蚕沙和胃化浊，制湿于中，蚕沙尚能祛风除湿、行痹止痛；薏苡仁还有行痹止痛之功；更用栀子、连翘泻火、清热解毒。两方合用，共奏清热解毒、祛湿通络、活血散瘀、宣痹止痛之功。

【加减】发热者，加柴胡 9g，黄芩 9g，水牛角粉 10g；肢体疼痛甚者加忍冬藤 15g，威灵仙 10g，穿山龙 15g；口渴者加知母 10g，玉竹 10g，天花粉 10g；舌暗红者加牡丹皮 10g，赤芍 10g，丹参 10g。

【中成药】四妙丸，每次 6g，每日 2 次，口服。湿热痹颗粒，每次 5g，每日 3 次，口服。痛舒片，每次 1.2g，每日 3 次，口服。

【临床体会】此证型相当于硬化期，此阶段如果施治调理得当，病情相对平稳；如果未能及时有效护治，则病情会继续进展，预后不佳。

4.气滞血瘀证

【临床表现】皮肤变硬呈蜡样，捏起困难，情绪波动或遇冷则手指变白、变紫，皮损处色素加深或减退，胸部有紧束感，伴性急易怒或情绪低沉，女子月经不调或经行腹痛或乳房胀痛；舌质紫暗或有瘀点、瘀斑，苔薄白，脉弦。

【证候分析】肝主疏泄而藏血，具有条达气机、调节情志的功能，情志不遂则肝气不舒，气机郁滞而致血行瘀阻；或感外邪，邪阻肌肤、关节、经脉，气血运行受阻，肝气郁结，日久不解，必致瘀血停滞，肌表脉络闭塞不通，出现皮肤变硬、肢端变白。肝郁气滞则有情志不畅、易怒。肝主藏血，为妇女经血之源，肝血瘀滞，瘀血停滞，阻碍经血下行，经血不畅则致月经不调、痛经。舌质紫暗或有瘀斑，脉弦，均为气机不通、瘀血内停之征。

【治法】疏肝行气，活血化瘀，软坚通络。

【方药】血府逐瘀汤合活络效灵丹。

桃仁 9g，红花 9g，当归 10g，生地黄 10g，牛膝 10g，川芎 10g，桔梗 9g，赤芍 10g，枳壳 9g，甘草 6g，柴胡 9g，丹参 10g，乳香 5g，没药 5g。

【方解】方中当归活血养血；丹参助当归活血祛瘀，并可补养血分；乳香、没药行气止痛，活血祛瘀；桃仁破血行滞而润燥；红花活血祛瘀以止痛；赤芍、川芎共助活血祛瘀；牛膝活血通经，祛瘀止痛，引血下行；生地黄、当归养血益阴，清热活血；桔梗、枳壳，一升一降，宽胸行气；柴胡疏肝解郁，升达清阳，与桔梗、枳壳同用，尤善理气行滞，使气行则血行，桔梗并能载药上行；甘草调和诸药。合而用之，活血化瘀、通络散结，兼以行气止痛，使血化气行，诸症可愈。

【加减】气滞明显者，加郁金 9g，青木香 9g；伴血虚者，加鸡血藤 15g，制首乌 10g；失眠多梦，加珍珠母 15g，合欢皮 10g；泛酸、呃逆者，加橘皮 9g，瓦楞子 15g。

【中成药】血府逐瘀口服液，每次 10mL，每日 3 次，口服。瘀血痹片，每次 2.0g，每日 3 次，口服。盘龙七片，每次 3 片，每日 3 次，口服。

【临床体会】此证相当于硬化期，此阶段如果施治调理得当，病情相对平稳；如果未能及时有效护治，则病情会继续进展，预后不佳。

5. 痰瘀痹阻证

【临床表现】皮肤坚硬如革，捏之不起，肤色黯滞，面部表情呆板，关节疼痛强直或畸形，屈伸不利，胸背紧束，转侧不便，张口受限，妇女月经不调；舌质暗，有瘀斑、瘀点，苔白或厚腻，脉沉细涩或沉滑。

【证候分析】饮食失调，或水土失宜，脾失健运，或情志内伤，肝气郁结，或忧思伤脾，运化失司，不能运化水湿，聚而生痰；或寒湿之邪日久未解，湿浊留著于皮肤，寒凝气滞阻碍阳气温煦推动，津液不化，湿聚成痰；痰凝血瘀壅结，留滞肌肤，皮肤失去柔软之性，坚硬如革，捏起困难，发为皮痹。面部肌肤被痰瘀束缚，故张口受限。血瘀不行，故肌肤紫暗。痰瘀深入筋骨，故见肌肉关节刺痛、强直、活动不利。痰凝阻滞胸中气血运行，故有胸闷、胸痛。痰、气、血交阻，冲任失调，故月经不调。舌质紫暗或有瘀斑，舌苔白腻，脉涩为痰瘀痹阻之象。

【治法】活血祛瘀，化痰通痹。

【方药】身痛逐瘀汤合温胆汤加减。

秦艽 10g，川芎 10g，桃仁 9g，红花 9g，羌活 10g，没药 5g，当归 10g，五灵脂 5g，香附 10g，牛膝 10g，地龙 10g，半夏 9g，竹茹 10g，枳实 10g，陈皮 10g，甘草 6g，茯苓 10g。

【方解】半夏辛温，燥湿化痰；枳实辛苦微寒，降气导滞，消痰除痞；陈皮辛苦温，理气行滞，燥湿化痰；竹茹甘而微寒，清热化痰；茯苓健脾渗湿化痰；川芎、当归、桃仁、红花活血祛瘀；牛膝、没药、五灵脂、地龙行血舒络，散瘀通痹止痛；秦艽、羌活祛风除湿；香附行气活血；甘草调和诸药；生姜、大枣调和脾胃。全方共奏活血破瘀、通经消痞、祛痰通络之功。

【加减】肌肤顽厚或麻木不仁，加水蛭 3g，穿山甲 3g，僵蚕 9g；肌肉消瘦加黄精 15g，山药 15g；吞咽困难加旋覆花 9g，代赭石 10g；指端溃疡，疼痛剧烈，加乳香 5g；如有微热，加苍术 9g，黄柏 10g。

【中成药】风湿祛痛胶囊，每次 1.5g，每日 3 次，口服。小活络丸，每次 3g，每日 2 次，口服。大黄䗪虫丸，每次 3g，每日 2 次，口服。

【临床体会】此证多属病情中晚期，病程较长，往往正虚邪恋，治疗时注意固护气血以防伤正；同时因病久入络，痰瘀胶着，虫类药的使用尤为关键，以其直达病所。

6.肺脾气虚证

【临床表现】皮肤板硬、干枯、萎缩，皮纹消失，毛发脱落，伴胸闷气短，倦怠乏力，纳食不振，便溏，或有咳嗽，胃脘胀满；舌胖淡嫩，边有齿印，苔薄白，脉细弱。

【证候分析】脾为生化之源，肺为主气之枢。肺失宣降，气不布津，水聚湿生，脾气受困，故脾运失健；或饮食不节，损伤脾气，湿浊内生，脾不散精，肺亦因之虚损。肺主皮毛，脾主肌肉，肺脾气虚，肌肤失养，则出现毛发枯萎，皮肤硬板。脾失健运，则食欲不振，疲倦乏力；脾虚湿浊下注，故便溏。聚湿生痰，中焦气机阻滞，则脘腹胀满不舒。肺失宣降，则咳嗽气短，胸闷。舌淡苔白，脉细弱，均为气虚之征。

【治法】补肺扶脾，培土生金，和血通络。

【方药】参苓白术散合黄芪桂枝五物汤加减。

党参 9g，茯苓 10g，白术 10g，山药 10g，莲子肉 9g，薏苡仁 12g，砂仁 6g，桔梗 6g，甘草 6g，陈皮 9g，黄芪 15g，桂枝 9g，芍药 10g，生姜 3g，大枣 5g。

【方解】方中党参补脾益肺，养血生津；黄芪甘温补气，健脾固卫；白术、茯苓、薏苡仁、山药、莲子肉健脾渗湿兼能止泻；桂枝散风寒而温经通痹；芍药养血和营而通痹，与桂枝合用，调营卫而和表里；砂仁、陈皮醒脾和胃，行气化滞；桔梗宣肺利气，通调水道，又能载药上行，培土生金；生姜辛温，疏散风邪；大枣甘温，养血益气；甘草健脾和中，调和诸药。全方功能益气温经，和营通痹，使肺脾之虚得补，阳气得通，营卫得调。

【加减】大便溏薄，加木香 9g，诃子 6g；咳嗽、胸闷、气促，痰湿壅肺者，加浙贝母 10g，百部 10g，紫菀 10g；喘促重，加葶苈子 9g，苏子 9g；心悸气短，心胸满闷，加丹参 10g，瓜蒌 10g，薤白 9g；胃脘胀满明显，加香附 9g，麦芽 10g。

【中成药】人参再造丸，每次 3g，每日 2 次，口服。补中益气丸，每次 6g，每日 2 次，口服。

【临证体会】此证以正虚为主，疗程较长，治以温补肺脾，同时防止滋腻碍胃，适当加入健胃消食之品。

7. 脾肾阳虚证

【临床表现】周身皮肤板硬，皮肤变薄，肌肉瘦削，表情淡漠，呈假面具样，鼻尖如削，口唇变薄，颜色灰白，周围有放射状沟纹，牙龈萎缩，齿根外露，松弛容易脱落。常伴有畏寒肢冷，吞咽不畅，纳呆，便溏，腰膝酸软，神疲劳倦，遗精阳痿，月经不调或闭经。舌质淡胖，苔薄白，脉沉细或迟缓无力。

【证候分析】多由脾、肾久病耗气伤阳，或久泻久痢，或水邪久踞，导致肾阳虚衰不能温养脾阳，或脾阳久虚不能充养肾阳，终则脾肾阳气俱伤而成。脾主运化水谷精微，须借助肾阳的温煦，肾脏精气亦有赖于水谷精微的不断补充与化生。阳虚寒凝，阻于肌肤，皮肤失荣，则变薄变硬，毛发脱落；阳虚则寒，四肢不能温养，故畏寒肢冷。脾虚气血津液不布，故肌肉消瘦。肾精亏虚，则腰膝酸软，遗精阳痿，月经不调。舌淡苔白，脉沉细无力为阳虚阴盛征象。

【治法】温补脾肾，宣痹通阳。

【方药】阳和汤合右归丸加减。

熟地黄 15g，肉桂 3g，麻黄 3g，白芥子 5g，山药 10g，山茱萸 10g，菟丝子 10g，鹿角胶 10g，枸杞子 10g，当归 10g，杜仲 10g，党参 9g，干姜 5g，甘草 6g，白术 10g。

【方解】方中重用熟地黄滋补阴血，填精益髓；配以血肉有情之鹿角胶，补肾助阳，益精养血；肉桂、干姜温里祛寒；党参补元气而健脾；白术健脾燥湿；山茱萸、枸杞子、山药滋阴补肾，养肝补脾，填精补髓，取"阴中求阳"之义；菟丝子、杜仲补肝肾，健腰膝；当归养血和血，与补肾之品相配合，以补养精血；少佐麻黄宣通经络；白芥子祛皮里膜外之痰，可以开腠理，散寒结；甘草温中调药。诸药合用，阴阳兼顾，以温肾阳补脾阳为主，健中祛寒，调和经络。

【加减】腰膝酸软者，加狗脊 10g，续断 10g；纳呆者，加山楂 10g，鸡内金 9g，焦神曲 10g；腹胀便溏者，选加乌药 9g，砂仁 6g；大便干结者，选加制何首乌 10g，全瓜蒌 10g，肉苁蓉 10g；阳痿遗精者，加巴戟天 10g，五味子 9g；月经紊乱者，加益母草 10g，红花 9g，泽兰 10g；尿中有蛋白者，加金樱子 10g，芡实 10g。

【中成药】尪痹片，每次 2g，每日 3 次，口服。益肾蠲痹丸，每次 8g，每日 3 次，口服。

【临床体会】此证多见于局限性皮痹萎缩期或系统性皮痹后期，治疗需要长期的过程，注意阴阳互生互长，灵活运用药物加减。

8. 气血亏虚证

【临床表现】皮肤变硬变薄，肤色暗，唇薄鼻尖，面色少华，表情丧失，伴毛发干枯脱落，肌肉萎缩无力，心悸气短，乏力倦怠；舌质淡，苔薄，脉沉细或沉缓无力。

【证候分析】素体脾胃虚弱，饮食不节，或久病大病失养，或忧愁思虑，气血暗耗，形成气血亏虚，或皮痹日久，外邪与痰瘀痹阻经络，阻滞脉络，使气血亏虚更甚，加重皮肤失养。气虚不能温煦皮肤，血虚不能濡养皮肤，皮肤失去柔和而坚硬不仁，甚至皮毛萎缩脱落。头晕目眩，少气懒言，乏力自汗，舌淡苔白，脉细弱均为气血不足征象。

【治法】补气养血，活血通络。

【方药】十全大补汤合鳖甲煎丸加减。

党参 9g，肉桂 3g，川芎 10g，地黄 10g，茯苓 10g，白术 10g，甘草 6g，黄芪 15g，当归 10g，芍药 10g，鳖甲 15g，阿胶 9g，土鳖虫 9g，桃仁 9g，牡丹皮 10g，桂枝 9g。

【方解】方用党参、阿胶益气养血；黄芪、白术、茯苓、甘草补脾益气；当归、芍药、地黄滋阴养血，加川芎入血分而理气，则归、地补而不滞；鳖甲软坚散结，通络开痹；牡丹皮、桃仁、土鳖虫破血攻瘀，疏通经络；桂枝、芍药调和营卫；加姜、枣助参、芪入气分以调和脾胃；加肉桂温经散寒，通脉止痛。全剂配合，共收益气养血、通络活血、软坚散结之效，使气血充足行畅，瘀结消散，从而软肌润肤。

【加减】气虚重者，加太子参 10g；血虚明显者，加熟地黄 10g，鸡血藤 15g；皮肤色晦暗者，加丹参 15g，白芍换成赤芍；纳差，加炒三仙各

10g；失眠者加首乌藤 10g，酸枣仁 10g；肌肤麻木者加丝瓜络 10g，乌梢蛇 10g。

【中成药】痹祺胶囊，每次 1.2g，每日 3 次，口服。大活络丸，每次 3.5g，每日 2 次，口服。养血荣筋丸，每次 9g，每日 2 次，口服。

【临床体会】此证属于疾病后期，抵抗力低下，调理气血而扶正，提高机体免疫力；补益同时不忘通络散结。

二、辨病特色用药

1.雷公藤多苷片

雷公藤多苷片具有免疫调节作用，可用于治疗硬皮病，控制病情。

雷公藤多苷片是由雷公藤的根经过提取和反复精制而成。雷公藤苦、寒，有大毒，具有祛风除湿、活血通络、消肿止痛、杀虫解毒等功效。现代药理研究表明，雷公藤具有抗纤维组织增生、抗炎、免疫抑制及抗肿瘤等作用。雷公藤及其提取物能够影响白介素家族因子的表达或活性，调节 T 细胞、B 细胞的增殖，从而产生抗炎及抑制细胞免疫和体液免疫的作用；而且，雷公藤还具有扩张血管、抑制血小板异常聚集和黏附的作用，可以改善微循环。动物实验表明，雷公藤多苷具有清除氧自由基与阻断脂质过氧化反应的作用，能明显降低 MCP-1 含量，降低细胞凋亡指数。雷公藤多苷片主要有效成分为雷公藤内酯醇，在体内主要依赖细胞色素 CYP450 酶系进行代谢。雷公藤多苷片具有免疫调节作用，可用于结缔组织疾病、肾病及皮肤病等病变的治疗。临床试验也证实，雷公藤多苷片治疗系统性硬皮病有一定的疗效，尤以皮肤硬化的改善较为明显，其次是关节症状的减轻。

雷公藤多苷片的用量为 10 毫克 / 片，每次 1 ～ 2 片，每日 2 ～ 3 次，饭后服用。

雷公藤多苷片的副作用有以下几个方面：

（1）消化系统：口干、恶心、呕吐、乏力、食欲不振、腹胀、腹泻、黄疸、转氨酶升高；严重者可出现急性中毒性肝损伤、胃出血。

（2）血液系统：白细胞、血小板下降；严重者可出现粒细胞缺乏和全血细胞减少。

（3）泌尿系统：少尿或多尿、水肿、肾功能异常等肾脏损害；严重者可出现急性肾功能衰竭。

（4）心血管系统：心悸、胸闷、心律失常、血压升高或下降、心电图异常。

（5）生殖、内分泌系统：女子月经紊乱、月经量少或闭经；男子精子数量减少、活力下降。

（6）神经系统：头昏、嗜睡、失眠、神经炎、复视。

（7）其他：皮疹、瘙痒、脱发、面部色素沉着。

因而在使用过程中需要定期检测肝肾功能、血常规、尿常规、心电图等相关项目，以避免造成严重不良反应。

2. 积雪苷片

积雪苷片有促进创伤愈合作用，用于治疗外伤、手术创伤、烧伤、疤痕疙瘩及硬皮病。

积雪苷是从伞形科积雪草属中药"落得打"中提取的，其有效成分为积雪草总苷。落得打又名积雪草，既有活血消肿止痛，又有清热解毒利水的功效，是治疗跌打损伤的常用药。提取的积雪苷片具有独特的促进创面修复和抑制瘢痕过度增殖的双重调控作用。其药理作用为增强网状内皮系统的功能，激发毛细血管再生，改善血液循环；激活上皮组织，促进正常肉芽组织形成，加快创面修复；减少酸性黏多糖和胶原量，抑制胶原蛋白的合成和分泌；抑制成纤维细胞的过度增殖，降低纤维变性，使胶原纤维相对规则和平等排列，软化结缔组织，对淡化、祛除疤痕有很好的疗效。

积雪苷片的用量为 6 毫克 / 片，每次 2 ～ 4 片，每日 3 次。或肌内注射 2mL（含积雪苷 20mg），每周 2 ～ 3 次，连续用 3 个月，能使肿胀硬化皮肤变软，对缓解关节疼痛、愈合溃疡等均有相当效果。

不良反应尚不明确，未见明显毒副作用。孕妇慎用。

三、心得体会

1.本病需长期用药，难短期见效，临床上应早诊断、早治疗、坚持治疗。注意去除感染病灶，保暖，避免物理和精神刺激，加强营养。

2.在病情进展期，出现内脏系统损害时，应用中药、西药结合治疗；稳定期以中医药为主。中西医结合治疗确实能提高疗效，减少西药的毒副作用，及早控制病情，提高患者生活质量。中医药治疗也要注意内服药物和外用药物配合，加之活血药静脉输液，有条件还可以同时进行针灸治疗，综合治疗能够提高疗效，更明显地改善症状。所以提倡多种治疗措施共同应用，充分发挥中医综合治疗的优势。

3.本病关键在于肺脾肾三脏失调，通过中医辨证治疗分析，组方用药时要注意药物的归经，重视引经药的使用，使药达病所。如邪在肺，出现肺卫不宣，经络痹阻，呼吸困难、气短、咳嗽等可加杏仁、桑白皮、川贝母、浙贝母、紫菀，以温肺寒，宣肺气，泻肺水，散痰结。邪在脾，出现口干舌燥、吞咽困难、腹胀、不欲食等症，可加白芍、黄芪、党参、法半夏、枳壳，以补脾气，温脾阳，燥脾湿，养脾阴，调中气。邪在肾，出现蛋白尿，加冬虫夏草、人参、玉米须、大蓟、小蓟以固肾气，滋肾阴，去肾湿。

4.本病的病机重点在于寒凝腠理，经络痹阻和脏腑失调，治疗则着眼于寒凝。寒凝既成，解其病损绝非一日之功，在治疗过程中常在辨证的基础上，加一些辛温之品，如鹿角胶、肉桂、白芥子、炮姜炭、巴戟天、淫羊藿等，以助肾阳、补命门之火方能取效。

5.本病在治疗时注重通络，宜用桂枝、羌活、姜黄、茯苓、桑枝、汉防己以宣通经脉；用熟地黄、龟甲、鹿角片、当归、海桐皮、制川乌、狗脊、干姜、巴戟天、肉苁蓉以峻补元阳、宣通脉络。虚实夹杂，脉络不通，常用地龙、蜈蚣、全蝎、穿山甲、水蛭、僵蚕等虫类药温通经络、搜经剔络，但要注意用量，不可久服，以免耗伤气血；常加入橘络、丝瓜络、路路通、鸡血藤、红藤等藤枝类药以通经络。还要注重活血药的应用，如延胡索、丹参、血竭、红花、桃仁等，注意顾护脾胃。

第四节　肺损害的治疗

硬皮病可引起多器官纤维化，最常见肺部受累，约 80% 患者可累及肺间质，继发肺纤维化。间质性肺疾病是其死亡的主要原因，肺部受累占硬皮病患者死亡原因的 57%，在近 20 年，因心脏、肺的并发症引起硬皮病患者死亡的人数逐渐升高。硬皮病造成的肺间质纤维化在治疗上有其独特性。

一、病因病机分析

硬皮病继发肺纤维化属中医学"肺痹"范畴。《素问·痹论》曰："五脏皆有所合，病久而不去者，内舍于其合也……皮痹不已，复感于邪，内舍于肺，所谓痹者，各以其时重感于风寒湿之气也。"《素问·四时刺逆从论》曰："少阴有余，病皮痹瘾疹，不足，病肺痹。"由此可知，肺痹由皮痹发展而来，为脏腑痹之一。

肺痹即肺络痹阻不通，是因风寒湿邪侵犯人体，日久不愈，浸淫于肺脏，致肺络痹阻。肺朝百脉，主治节而通调水道，因瘀阻肺络，肺失宣肃，津液敷布失常，水湿内停，湿瘀互结，盘踞胸部，以致胸阳不振，气不敛降而发肺痹，故动则气促、胸闷、咳逆上气、咳嗽咳白痰，甚或呼吸困难等。

肺痹的病因如《类证治裁》所论："诸痹……良由营卫先虚，腠理不密，风寒湿乘虚内袭，正气为邪所阻而不能宣行，因而留滞，气血凝滞，久而成痹。"本病的发生与先天禀赋不足、外感六淫、饮食失调、情志不畅和劳倦过度有关。病因不外乎外因和内因，外因为外感六淫之邪气，而反复感受外邪为其诱因，此外与环境毒邪亦有关系；内因则以脏器亏虚为主，主要有肺气虚弱、肺肾亏虚、肺脾肾亏虚、阳气虚弱、宗气虚陷等。

病位在肺，涉及肺脾肾三脏，以气虚、气阴两虚多见，有痰饮、瘀血、燥热、寒湿等邪毒存在。在发展阶段中，可以出现肺络瘀阻与络虚不荣两种病理变化。本病依据病程可分为早、中、晚三期，病变早期，以痰热郁肺或痰瘀阻络、肺失宣降为主要病机；疾病中期，则以痰瘀阻肺、肺脾气虚、肺肾两虚为主；而到了病变晚期，以痰瘀阻肺、肺肾亏虚为主。依其病情变化，可分为急性加重期、慢性迁延期、缓解期等，急性加重期常因外感六淫邪气所致，邪实之象相对突出，以邪阻肺络为其基本病机；慢性迁延期，多表现为正虚邪实之象，肺虚肺络瘀阻为主；而在缓解期，虚损表现更为明显，以肺脾肾亏虚为主要病机，尤以肾虚更为重要。

该病的病机特点是虚实夹杂，互为因果，以虚为主。肺、脾、肾三脏气阴亏虚，肺失濡润为其发病根本；而痰瘀气滞、痹阻肺络为其标实。虚、痰、瘀是本病发生的病理关键。

二、辨证论治

补肺益气通络是治疗的根本大法。急性期采用清肺化痰通络为主；慢性迁延期治以益气活血、化痰祛瘀。明辨虚、痰、瘀、毒各个病理因素的轻重缓急及其兼夹情况，各有侧重。

1.痰热壅肺证

【临床表现】发热恶寒，喘促气急，咳嗽，咳黄痰，痰黏难咳，口苦咽干；舌暗红，苔黄或白腻，脉弦滑或滑数。

【证候分析】外感风热或风寒化热，出现发热恶寒；外邪侵袭肺络，邪热壅肺，肺失清肃，炼津成痰，故咳嗽，咳痰色黄而黏；肺气失于宣降，气机不利，则有气急喘促；邪热上扰，伤及阴液，则口苦咽干。苔黄或腻、脉滑数为痰热之征。

【治法】理气宣肺，清热化痰。

【方药】清气化痰丸合抵当汤加减。

黄芩 10g，瓜蒌 10g，半夏 9g，胆南星 10g，杏仁 9g，枳实 10g，陈皮 10g，茯苓 10g，桃仁 9g，大黄 6g，水蛭 9g。

【方解】方中黄芩苦寒，清泻肺中实火，为君药。陈皮、枳实理气降逆，调畅气机，为臣药。佐以瓜蒌清热化痰；半夏、茯苓、胆南星燥湿化痰；杏仁宣利肺气，化痰止咳；水蛭咸苦且平，入血分，破血逐瘀；桃仁活血化瘀；大黄泻热导瘀。清气化痰丸有清热化痰、降气止咳之功，使热清火降，气顺痰消；抵当汤乃破血逐瘀之剂，使瘀血得下，诸症方愈。合而成方，共奏行血破瘀、豁痰止咳、降逆平喘之功。

【加减】咽痛，加桔梗 9g，射干 10g；痰热明显，加桑白皮 10g，知母 10g；痰黏不易咳，加浙贝母 10g，紫菀 10g，金荞麦 15g；发热者，加生石膏 15g；恶寒者加麻黄 5g。

【中成药】十味龙胆花颗粒，每次 3g，每日 3 次，口服。复方鲜竹沥液，每次 20mL，每日 2 次，口服。

2．肺虚血瘀证

【临床表现】喘息气促，动则加重，痰黏咳出不爽，或咳痰带血，皮色瘀滞，肌肤甲错，神疲体倦，自汗声怯；舌胖淡暗有瘀斑，苔白可有齿痕，脉细涩。

【证候分析】肺虚气失所主，故喘息气促，动则加重，气怯声低；肺虚卫外不固则形寒自汗；肺不布津，聚而为痰，痰浊壅肺，肺失宣降，故见痰多黏腻；气虚血行不畅，血瘀停聚，而有肌肤甲错、唇甲紫绀；气血痰浊交阻，可有痰中带血。舌暗瘀斑，脉细涩为气虚血瘀之象。

【治法】补肺益气，活血祛瘀，化痰止咳。

【方药】补肺汤合导痰汤加味。

党参 9g，黄芪 15g，熟地黄 12g，五味子 9g，紫菀 10g，桑白皮 10g，半夏 9g，橘红 9g，茯苓 10g，枳实 9g，南星 9g，甘草 3g。

【方解】方中党参、黄芪补肺益气；五味子收敛肺气；熟地黄补阴润肺；紫菀、桑白皮消痰止咳，降气平喘；南星燥湿化痰；半夏燥湿祛痰；枳实下气行痰；橘红下气消痰；茯苓渗湿；甘草和中。诸药配伍，有补肺益气、止咳平喘、燥湿化痰的功效，使气顺则痰自下降，诸症可愈。

【加减】痰热者，加瓜蒌 10g，鱼腥草 10g，金荞麦 10g，虎杖 10g；瘀血明显者，加三七 5g，丹参 12g；咯血明显，加白茅根 10g，三七 5g；动喘明显者，加莱菔子 9g；胸闷胀痛明显，加郁金 10g，延胡索 10g；痰涎量多加白前 10g，前胡 10g。

【中成药】补肺活血胶囊，每次 1.4g，每日 3 次，口服。

3. 肺肾两虚证

【临床表现】干咳少痰，或痰少而黏稠，不易咳出，气短或喘息，消瘦，乏力，多汗，口燥咽干；舌质淡暗，苔少或薄白少津，脉沉细无力。

【证候分析】肺脏和肾脏俱虚的病理有肺肾气虚、肺肾阴虚。肺司呼吸，为气之标，肾主纳气，为气之根，肺肾气虚则见喘促短气，乏力，自汗易汗。因肺虚不能输津滋肾，又因肾虚阴精不能上承或虚火灼肺，肺肾阴虚往往呈现干咳、短气、咽喉干燥、腰酸腿软等症状。

【治法】益气养阴，补肺纳肾，化痰通络，定喘止咳。

【方药】金水六君煎合生脉散加减。

熟地黄 12g，当归 10g，半夏 9g，陈皮 10g，茯苓 10g，炙甘草 6g，麦冬 10g，五味子 6g，太子参 9g。

【方解】熟地黄补阴中之阴，当归补阴中之阳，一能滋水润金，一能降逆止咳，以当归之甘辛助熟地黄补益肾精、滋阴润燥，体现"肾苦燥，急食辛以润之"；二陈汤（半夏、陈皮、茯苓、甘草）在此方中功以燥湿运脾、消肺中之痰浊；太子参甘平，补气生津；麦冬甘寒养阴清热、润肺生津；五味子酸温，敛肺止汗、生津止渴。众药合参，共奏益气养阴、补肺纳肾、化痰通络、定喘止咳之效。

【加减】痰热壅肺，加黄芩 9g，浙贝母 10g；痰黏稠加冬瓜子 10g，芦根 15g；阴寒盛而嗽不愈者，加细辛 4g；少气懒言，加党参 9g，桑寄生 15g；喘息明显，加葶苈子 10g，苏子 10g；如兼表邪寒热者，加柴胡 9g。

【中成药】百合固金丸，每次 6g，每日 2 次，口服。

三、辨病特色用药

1. 虫草类制剂

冬虫夏草是昆虫和真菌的复合体，被寄生的虫体是虫草蝙蝠蛾的幼虫，寄生的真菌是冬虫夏草菌。冬虫夏草是我国有两千多年历史的传统药用真菌，始见于1757年清代吴仪的《本草从新》，有"保肺，益肾，止血，化痰，已劳咳，治膈症皆良"等功能。《药性考》记载："冬虫夏草味甘性温，秘精益气，专补命门。"

冬虫夏草为补益药，可补肺气以助其宣降，助肾阳以滋肾纳气，滋肺肾之阴以降上炎虚火。现代研究表明，其有显著的双向免疫调节作用，以及抗氧化、抗衰老、抗病毒、抗菌、抗炎等功效，对肺脏、肾脏、中枢神经系统、免疫系统、心脏、肝脏等均有较好的临床保护作用。

冬虫夏草生长在海拔3000～5000m的高原上，终年温度在20℃以下。由于冬虫夏草生长受自然条件的限制，产量有限，价格昂贵。人工虫草菌丝作为天然虫草的替代品，具有补肺强肾、益精止咳之功效，而价格大大降低，临床应用日渐广泛。

研究证实人工冬虫夏草菌液对肺纤维化小鼠、大鼠具有保护作用，可使鼠的肺系数明显下降，改善鼠肺气体交换功能，减轻炎症细胞浸润，使肺泡炎、纤维化程度均有改善，抑制和预防肺纤维化的发生。

临床研究指出，冬虫夏草菌丝具有补肺益肾、增强机体免疫力、抗炎、抗缺氧、增强肾上腺皮质功能、止咳化痰和舒张肺支气管平滑肌的作用。可有效抑制体内炎性因子的释放，清除已释放的炎性因子，并能提高西药抗炎药物的抗炎效果，通过修复受损的支气管内皮细胞，可有效提高氧分压水平，改善肺功能，提高活动耐力，提高患者的生存质量。

人工冬虫夏草菌丝制剂，目前有百令胶囊（2.0 Tid）和金水宝胶囊（0.99 Tid）。肺纤维化患者可以长期服用，有利于病情控制。

2. 昆仙胶囊

昆仙胶囊由昆明山海棠、淫羊藿、枸杞子和菟丝子组成。其主要药物昆明山海棠是矛科雷公藤属植物，其味苦辛，性微温，有毒，归肝、脾、肾经，具有祛风除湿、活血止血、舒筋接骨、解毒杀虫的功效。昆明山海棠主治风湿痹痛、半身不遂、跌打骨折等。现代研究发现其化学成分有雷公藤次碱、雷公藤春碱、雷公藤吉碱等，其生物碱的含量与雷公藤相似，而毒性比雷公藤小。药理研究显示，昆明山海棠及其醇提取物、总碱均有明显的抗炎作用，同时对免疫系统有双向的调节作用，具有肾上腺皮质激素类疗效且无激素类副作用。昆仙胶囊在昆明山海棠基础上加入补益肝肾的中药淫羊藿、枸杞子、菟丝子，减轻了雷公藤多苷的肝肾毒性和生殖毒性，具有较好的抗炎镇痛及自身抗免疫效果。动物实验显示昆仙胶囊能消除炎症递质，减少炎性细胞因子 TNF-α、IL-6、IL-10、IL-13 和 GM-CSF 的表达水平，减轻肺组织肺泡炎及肺纤维化程度，起到预防和抑制肺纤维化发展的作用。

昆仙胶囊的用量为 0.3 克/粒，每次 1～2 粒，每日 2～3 次，饭中口服。

昆仙胶囊的不良反应有：

（1）临床研究发现，少数患者服药后出现恶心、胃部不适、纳差、胀痛、胃痛、便秘、皮疹、色素沉着、口干等。此时应给予相应的处理或遵医嘱处理。

（2）服用本品偶见个别患者出现肝功能轻度异常、白细胞减少。患者应减量服药或停药，并遵医嘱处理。

（3）本品可能引起少数女性患者出现月经紊乱（月经延迟、闭经），男子精子减少。

四、心得体会

在本病的病程中，痰浊、瘀血、水饮等病理产物，贯穿于疾病的发展过程，痰瘀阻滞肺络，肺的宣降功能失常，是疾病进展的重要病理机制。痰、瘀、饮互结，损伤肺络，肺失宣肃，痰瘀胶着不解，进一步损伤正气，导致疾病缠绵难愈。痰饮、瘀血既是病理产物，也是致病因素。因虚致实，因实致虚，最终虚者更虚，实者更实。虚、痰、瘀、毒阻塞肺络是其基本病机。

痰浊瘀血交结贯穿于疾病进程中，不同证型、不同阶段，均应适当配伍活血化瘀散结之品，并注重应用虫类药以通肺络。

治疗本病时，先要明确早期与晚期、急性期与慢性迁延期之不同，明辨虚、痰、瘀、毒各个病理因素的轻重缓急及其兼夹情况。在炎症期时主张配合西药治疗，慢性期则以中医药辨证为主。

第五节　其他治疗

一、针灸疗法

针灸治疗具有个体化选择的灵活性好、可操作性强、不良反应小及整体调节的特点，丰富了硬皮病的临床治疗方案，特别是在局限性硬皮病治疗中优势突出。

针灸取穴主要以督脉、背俞穴、任脉及调节相关脏腑的穴位等为主，结合局部皮肤病变围刺，共同达到振奋全身气机、迫邪外出、疏通经络、调理气血、荣养肌肤的功效。针刺配合艾灸温热患处，可温补阳气、祛除寒气，在硬皮病的治疗中发挥着重要的作用。

1. 针刺疗法

（1）毫针针刺

①选取局部皮损处、合谷、足三里、阳陵泉、外关等穴，先在患处进行围刺，用直径 0.3～0.35mm、长 15～40mm 的毫针，与皮肤呈30°角斜向中心进针，针与针之间的距离为 1.5cm，刺入的深度为 10～25mm，同时行提插捻转平补平泻手法。每次留针 30～60 分钟，隔日治疗 1 次。

②大腿内侧局限性硬皮病，采用毫针直刺患侧三阴交、血海，施提插平补平泻手法，毫针（间隔 1cm）围刺患处带状物，再由外缘向中心数刺之，施提插捻转泻法。每日 1 次，每次留针 30 分钟，30 次为 1 疗程，疗程间休息 5 天。

③巨刺法治疗双上肢内侧手太阴肺经循行线上的局限性硬皮病，取健侧的尺泽、孔最、列缺、侠白，用直径为 0.35mm 毫针针刺，行平补平泻手法。每日 1 次，每次留针 20 分钟，10 次为 1 疗程。

④毫针针刺治疗局限性硬皮病，取上星、阳白、头维、印堂、太阳等穴位治疗前额部位病变；取大椎、扶突、血海、三阴交等穴治疗上肢部位病变；取腰阳关、环跳、秩边、三阴交、承山等穴治疗腰背和下肢部位病

变。使用烧山火（即三进两退）手法，反复操作数次，至病变部位产生温热感。每天治疗1次，10次为1个疗程，一般需1～6个疗程。以前额部恢复最快，其次为腰背、下肢，上肢恢复最慢。

⑤采用合谷、阳溪、阳谷、曲池、外关、八邪、足三里等穴位，以毫针捻转补法，八邪直刺并平补平泻，配合口服丹参片、青霉胺治疗硬皮病雷诺现象。

（2）电针与火针

①取双侧阳池、外关、京骨、太溪穴每日针刺，肺俞、脾俞、肾俞逐日交替针刺，有胀麻感后接G6805电疗仪（疏密波），每次20分钟。

②采用毫针围刺局部病变皮肤，45°角刺入患处中心基底部，行捻转泻法，得气后接电针仪，采用疏密波，每次选4个穴位。

③针刺肾俞、命门、太溪、足三里、血海、三阴交、阴陵泉、风市等穴位，皮肤变硬区采用排针法，并连接G6805电疗仪（不断变换波形和频率），有机结合梅花针叩刺和温针灸法。

④以多头火针点刺局部皮损，中粗火针点刺后背膀胱经第一侧线穴位和腹部的天枢、气海、关元等穴，同时配合阳和汤口服以温通经络、和营活血。

⑤火针点刺变硬皮肤局部，联合独活寄生汤加减口服，治疗局限性硬皮病。

2. 灸法与拔罐

（1）直接灸

①根据病情选用针刺疗法穴位，采用直接灸。如常选用大椎、肾俞；命门、脾俞；气海、血海；膈俞、肺俞，以上4组穴轮流选用。取艾条点燃后，在穴位施雀啄法灸之，以患者感觉到灼热能耐受为度，每日1次，每次持续15～30分钟。

②采用艾炷悬灸配合活血和营、温阳通络药物治疗局限性硬皮病并雷诺表现，具体操作为悬灸关元、神阙、足三里、三阴交、曲池、手三里及局部硬变皮肤，每日1次，每次30分钟，10次为1个疗程。

（2）间接灸

①取阿是穴（皮损区）或背俞穴，用鲜生姜切片或隔药饼（附子、川乌、草乌、细辛、桂枝、乳香、没药各等份，研细末，加蜂蜜、葱水调成糊饼）置于穴位处，艾炷放在姜片或药饼上，日1次，每次3～7壮。

②以附子、乳香、没药、细辛等做成隔药饼和丁桂散间接艾灸，部分患者局部皮肤加用刺络拔罐，3个月为1疗程。选取大椎和肾俞、命门和脾俞、气海和血海、膈俞和肺俞4组穴，每次1组，每穴2壮艾炷，每周灸2次，以达益气通阳、活血化瘀之功，可以使雷诺现象减轻、病变部位皮肤变软、肤色恢复、血液循环改善。

（3）针灸合用　取穴曲池、足三里、三阴交、血海、阳池、中脘、关元；大椎、肾俞、命门、脾俞、膏肓俞、中脘；神阙、气海、关元、肺俞、膈俞、阳池，分三组。三组穴位轮流交替选用，行子午补法针刺，然后隔药饼（处方同上）或生姜片灸之，每周4次，每次灸3～5壮。或常规选穴后，一般于针后加灸。

（4）灸罐合用

①分四组选穴：大椎、肾俞；命门、肾俞；气海、血海；膈俞、肺俞。方法：轮流选穴，先施灸，后拔火罐，日1次。

②取背俞穴（大椎、肺俞、脾俞、肾俞、命门等穴位）和病变中心的穴位进行温针灸疗法，病变部位肌肉薄弱的地方采用悬起温和灸疗法，针灸治疗结束后于患处继续进行拔火罐疗法，隔天拔罐1次。针灸治疗每天1次，每周5次，10次为1个疗程，2个疗程结束后，休息1周。

③以双侧脾俞、肾俞、膈俞及患侧足三里、命门、皮肤硬肿局部为主穴，以患侧环跳、风市、委中、阳陵泉、条口为配穴，治疗下肢局限性硬皮病。具体治法：每次分别选取2～3个主穴和配穴，采用毫针刺法，行平补平泻手法，留针5分钟；艾灸足三里、命门，采用三棱针患侧委中点刺放血；硬皮局部先艾灸温灸5分钟，接着皮肤针叩刺，再拔火罐至少量瘀血流出为止。隔日治疗1次，5次为1疗程。

④取曲池、足三里、三阴交、血海、膈俞、膏肓、关元穴，毫针针刺

并围刺病变皮肤，然后隔姜片艾炷灸（一般灸5～7壮），再于局部皮肤针叩刺，令其微出血后拔火罐10分钟，起罐后用消毒棉揩净出血。

⑤采用针刺大椎、气海、血海、足三里、肾俞、关元，并每穴艾灸3炷，对大椎、血海、肾俞、气海进行刺络拔罐，均为每日1次。

3. 其他针灸疗法

（1）梅花针疗法　常规消毒后，局部叩击皮损区（阿是穴），每日轻轻敲打直至潮红或微出血，2日1次。

（2）耳针疗法　取肺、内分泌、肾上腺、肝、肾、脾、胃等穴位。针后留针30分钟，2日1次。

（3）三棱针疗法　三棱针于病变皮肤局部点刺放血，配合辨证取穴针刺疗法、中药内服及熏洗、沿十二经脉循经推拿等综合疗法。

二、穴位注射

1. 药物选择

丹参注射液、当归注射液、薄芝注射液、三磷酸腺苷注射液、肌生注射液、胎盘组织液等。

2. 取穴

（1）辨病取穴　局限性硬皮病取肺俞（双）、肾俞（双）、曲池（患侧）、外关（患侧）；弥漫性硬皮病取曲池（双）、足三里（双）、血海（双）、丰隆（双）、关元、气海、中脘。

（2）经验取穴　肺俞、肾俞；双足三里、手三里。

（3）方法　注射器在穴位上斜刺10～15mm，缓慢提插至有针感，每穴缓慢推注0.5～1mL注射药物，每周1～2次，10次为1疗程。或者以围刺法注入病变皮肤局部基底处，进针间隔根据皮损大小而定。

三、外用药物

中药外治方法通过药物直接作用于肌表，起到调和气血、疏通经脉、透达腠理、祛邪和正、温经散寒、祛风除湿、清热解毒、消肿散结、通络止痛等作用。其作用机理分局部作用和整体作用两方面。局部作用是通过药物直接作用于肌表，通过皮肤黏膜的吸收、扩散，提高局部的血药浓度，从而消除体表外在症状，直接针对病位、病因发挥治疗作用；整体作用是气载药行，循经而通脏腑，通过对全身阴阳气血的调节来发挥作用。外用中药直接作用于肌肤，适合治疗硬皮病的主要临床表现——皮肤病变，可改善患者的皮肤肿胀、硬化、萎缩以及关节疼痛、挛缩畸形等症状，是一种直接高效的治疗方法。

1. 中药熏洗

以补气温肾、温经散寒、祛风化湿、活血化瘀、软坚散结等中药熏蒸或熏洗患处皮肤，可以改善局部血液循环，起到扩张血管、软化皮肤的作用。凡皮损处于浮肿期或硬化期，可选用透骨草、刘寄奴、伸筋草、当归、桂枝、川椒、红花、细辛、苏木、艾叶、川乌、草乌、徐长卿等，煎煮后药汁熏蒸并外洗患处，每日 1～2 次，每次 20～30 分钟。

（1）刘寄奴 50g、积雪草 50g、威灵仙 50g、透骨草 20g、艾叶 20g、红花 20g，放入 3000mL 左右的水中熬成药汁。将熬好的药汁倒进盆中，先对患处进行熏蒸，待药汁放凉后，用纱布或毛巾蘸取药汁擦洗局部皮肤。

（2）威灵仙 60g、蜀羊泉 40g、石菖蒲 30g、艾叶 20g、独活 20g、羌活 20g、千年健 20g、红花 15g，放入 2500mL 水中并倒入食醋 300g 煮沸。将熬好的药汁倒入盆内或桶内，先熏洗患处，待药汁冷却后，再用纱布或毛巾蘸取药汁擦洗患处。

（3）将当归 15g、红花 10g、细辛 6g 浸入 50º～60º 的白酒中，浸泡半个月后用酒外擦皮肤硬肿处，每日 2～3 次。适合躯干四肢部位，头面部不宜用此法。

（4）取桂枝、苏木、羌活、艾叶、地骨皮、侧柏叶、千里光、枫球、苦参、苍术各 60g，将上药倒入中草药熏蒸治疗机内的药罐中加热煮沸，机内温度从 30℃ 左右开始，逐渐增至 50℃，每次熏蒸 15 分钟（冬天可适当延长时间，以患者感觉适宜为度）。然后将已煮沸的药水倒入准备好的药浴池内，加入食醋 200mL，患者全身浸入药液中，同时用药液浸湿毛巾敷面，水温保持在 40～50℃之间，每次浸浴 15～30 分钟。治疗前嘱咐患者多饮开水饮料，冬季注意保暖，防止感冒发生。

（5）黄芪、丹参、伸筋草、威灵仙、马鞭草、生地黄各 30g，鸡血藤 15g，桃仁、红花、川芎、茯苓皮各 10g。将熏蒸方药倒入治疗机内的药罐中加热煮沸，把机内温度控制在 40℃左右，患者裸露只穿短裤坐于机中，机内温度维持在 40℃上下，每次熏蒸 20 分钟，以患者感觉适宜为度。

（6）纱布或棉签蘸取康复新液适量，擦拭患处，每日 1～2 次。

2. 中药外敷

（1）白附子、羌活、独活、蛇床子、轻粉、天花粉、山栀子、枯矾、川乌、草乌、木通、甘松各 6g，红花、地骨皮、透骨草、生半夏、艾叶各 9g，花椒 15g，皂角 60g，共为细末。用适量热水将药粉搅拌湿润，放入布袋敷在患处，可外置一热水袋保持温度，每日外敷 1～2 次，每次 30～60 分钟。

（2）川楝子 60g、椒目 30g，食盐炒后布包，趁热熨患处，每日 1～2 次，每次 15 分钟。

（3）患处发现营养不良性溃疡面，或久不收敛者，以煅龙骨 15g、炉甘石 10g、赤石脂 10g、血竭 2g、冰片 2g、海螵蛸 10g、炙乳香 5g，共研细末，装瓶备用，药粉撒布疮面即可。

（4）当归、川芎、赤芍、红花、透骨草各 30g，川乌、草乌、乳香、没药各 15g，肉桂 12g，丁香 18g，共研极细粉，过 120 目筛后混匀，装瓶备用。取散少许，加凡士林适量，调成软膏，外敷皮肤病变处，每日 1 次，连用 5～10 天为 1 疗程。

3. 穴位贴敷疗法

穴位贴敷疗法是将药物涂敷、贴敷在人体表面的穴位上，通过皮肤的吸收、经络的传导作用，从而达到防病治病目的的一种方法。

（1）黄柏、苦参、黄芩、地榆、金银花、蒲公英、板蓝根、大青叶、黄连、甘草等共研成末，取鸡蛋清调成糊状，每晚睡前敷于双足涌泉穴，每日换药 1 次，连敷 6 天休息 1 天。

（2）穴位的选择以督脉、膀胱经俞穴为主，以治其本，同时选用阿是穴以活络止痛而治标。温水调和，做成药饼，一元硬币大小。

（3）白芥子3份，甘遂、半夏、肉桂、延胡索、细辛、麻黄各1份，生姜适量。上药烘干，共研细末，过100目筛储瓶备用。用时取生姜适量，洗净浸泡后捣碎取汁，再用生姜汁拌和药粉（药粉和生姜汁的比例大致为10g：10mL），拌匀调成膏状，药膏直径为1.3cm，厚度约0.3cm，涂在5cm×5cm贴敷纸中心部位，贴敷于双侧肝俞、脾俞、肾俞、命门穴位上。成人每次贴敷的时间为4～6小时，儿童相应缩短。如果局部有烧灼感或疼痛，可以提前取下。贴后局部有发痒、发热等感觉。贴敷的时间以每年三伏天的"头伏""中伏""末伏"的第1天中午时分为佳，共贴敷3次，一般连续贴治3年。此方可以根据当地气候因素和个人用药经验予以适当调整。

四、按摩

1. 红花60g，白酒250mL浸泡1周后，倒药酒于患处按摩数分钟，每日1次或隔日1次。

2. 以补肾阳、和营卫、温经脉、散寒邪为原则，采用按、压、摩、推、点拨、滚等手法。取穴以手太阴肺经及足太阳膀胱经为主，选中府、列缺、经渠、风池、心俞、肺俞、脾俞、肾俞、缺盆、足三里等穴，手法强度以患者能够耐受为度，但必须柔中有刚，刚柔相济。

五、中药注射剂

1. 静脉用药

主要选用活血化瘀中药提取物进行静脉滴注。丹参、川芎等活血中药有抗血小板聚集，改善微循环，抑制成纤维细胞增殖，抑制胶原合成的作用。

使用中注意防止过敏反应，如出现发热、皮疹等。

（1）丹参注射液8～16mL加入5%葡萄糖500mL静脉点滴，每日1次，

14 天为 1 疗程。

（2）丹参粉针 400mg 以适量注射用水充分溶解，再用生理盐水或 5% 葡萄糖注射液 500mL 溶释，静脉点滴，每日 1 次，14 天为 1 疗程。

（3）川芎嗪注射液 40～80mg（1～2 支），稀释于 5% 葡萄糖注射液或氯化钠注射液 250～500mL 中，静脉点滴，每日 1 次，14 天为 1 疗程。

（4）薄芝糖肽注射液 4mL（2 支），用 250mL 0.9% 氯化钠注射液或 5% 葡萄糖注射液稀释后静脉滴注，每日 1 次，1 个月为 1 疗程或遵医嘱。

2. 肌肉注射

薄芝糖肽注射液，每次 2mL（1 支），每日 1 次，肌肉注射。

参考文献

[1] 王承德，沈丕安，胡荫奇. 实用中医风湿病学 [M]. 2 版. 北京：人民卫生出版社，2012.

[2] 范黎明，卞华，刘涛，等. 中医对硬皮病认识的进展 [J]. 时珍国医国药，2018，29（11）：2726-2727.

[3] 林妍. 硬皮病中医证治规律研究进展 [J]. 中西医结合心血管病杂志，2018，6（35）：12-13.

[4] 王学涛，王春毅，孙冬阳. 硬皮病的中医治疗近况 [J]. 四川中医，2013，31（1）：153-154.

[5] 王闯，赵平安，佟晓辉，等. 通痹和络汤治疗局限性硬皮病风湿痹阻证 64 例 [J]. 实用中医药杂志，2014，30（12）：1100.

[6] 李思敏，张喜召，包洁. 从虚论治硬皮病探析 [J]. 新中医，2017，49（9）：155-157.

[7] 张秉新，穆怀萍，张池金，等. 硬皮病与虚、滞、痰、瘀的关系思考 [J]. 中医杂志，2016，57（17）：1519-1521.

[8] 陈剑梅，郭峰，钱先. 钱先教授从肺论治硬皮病理论溯源及验案探析 [J]. 中华中医药杂志，2014，29（8）：2541-2543.

[9] 陶茂灿，贺倩倩，孙丹，等 . 阳和汤加减方治疗脾肾阳虚型系统性硬皮病临床疗效观察及机制探讨 [J]. 浙江中医药大学学报，2016，40（6）：445-450.

[10] 郭刚，陆春玲 . 硬皮病从络病论治 [J]. 新中医，2007，39（3）：7-9.

[11] 卞华，王帅，张翠月，等 . 从肺脾肾—皮毛相关论治系统性硬化病的理论基础 [J]. 中华中医药杂志，2017，32（2）：701-703.

[12] 赵党生，王凤仪 . 硬皮病血瘀证机制研究述评 [J]. 中医研究，2011，24（2）：4-6.

[13] 梁恩瑜，何敏 . 雷公藤内酯醇免疫调控机制研究进展 [J]. 实用医院临床杂志，2019，16（1）：242-245.

[14] 谷颖 . 雷公藤在免疫性疾病治疗中的临床应用 [J]. 中国医药指南，2011，9（28）：241-242.

[15] 苏立德，颜纪贤 . 雷公藤多苷治疗系统性硬皮病临床观察 [J]. 中国中西医结合杂志，1994（4）：234-235.

[16] 赵庆华，李晓宇，冯群，等 . 基于剂量的雷公藤抗小鼠免疫性炎症"效 - 毒"关联性评价 [J]. 中国中药杂志，2015，40（6）：1139-1143.

[17] 张世应 . 雷公藤的毒性研究 [J]. 湖北中医杂志，2015（3）：71-73.

[18] 苏立德，李君蒂，陈顺乐 . 积雪草治疗硬皮病 100 例临床观察 [J]. 中医杂志，1985（12）：32-33.

[19] 田菲，高娟，张国强 . 积雪草苷联合曲尼司特治疗局限性硬皮病疗效观察 [J]. 现代中西医结合杂志，2016，25（33）：3649-3651.

[20] 李智超，郭夏，王石，等 . 积雪草苷片口服联合地龙提取液外洗治疗局限性硬皮病疗效及对 S100A8、S100A9 的影响 [J]. 现代中西医结合杂志，2018，27（30）：42-45.

[21] 李晶冰，丁敏，牟萍，等 . 积雪草苷对系统性硬皮病成纤维细胞增殖、胶原蛋白合成及分泌 TGF-β1 的影响 [J]. 江苏医药，2014，40（20）：2387-2389.

[22] Rubio-Rivas M，Royo C，Simeón，et al. Mortality and survival in systemic sclerosis: Systematic review and meta-analysis[J]. Seminars in Arthritis and Rheumatism，2014，44（2）：208-219.

[23] 李满意，娄玉钤.肺痹的源流及相关历史文献复习[J].风湿病与关节炎，2015，4（1）：48-56.

[24] 高维琴.风湿性肺间质病变的中医认识[J].河南中医，2013，33（8）：1203-1206.

[25] 魏丹，刘旻.温阳通络法治疗硬皮病继发肺纤维化验案一则[J].中国中医药信息杂志，2015，22（10）：117-118.

[26] 石朝民.蜈蚣治疗间质性肺病的临床观察和实验研究[D].济南：山东中医药大学，2015.

[27] 朱金凤.朱良春治疗肺系难治病的理论与经验述要[J].中国中医基础医学杂志，2015，21（1）：59-60.

[28] 高维琴，陈湘君，顾军花.陈湘君教授治疗风湿性肺间质病变用药经验数据挖掘分析[J].江西中医药，2015，46（1）：47-49.

[29] 夏婷婷，杨珺超，褚栩霞.宋康从络病论治间质性肺病经验[J].浙江中医杂志，2017，52（4）：237-238.

[30] 廖东江，卢心鹏，赵瑾，等.人工冬虫夏草在大鼠慢性阻塞性肺疾病中的治疗作用和机制研究[J].国际呼吸杂志，2012，32（13）：969-973.

[31] Zhu X，Zhang J，Huo R，et al. Evaluation of the efficacy and safety of different Tripterygium preparations on collagen-induced arthritis in rats Author links open overlay panel[J]. Journal of Ethnopharmacology，2014，158，Part A：283-290.

[32] 周荣伟，穆冰瑶，赵丽珂，等.昆仙胶囊对博来霉素诱导的肺间质纤维化小鼠病理及血清细胞因子的影响[J].中国药物与临床，2017，17（10）：1427-1430.

[33] 杨会军，刘维，吴沅皞，等.针灸治疗硬皮病的临床方案探析[J].中国针灸，2016，36（9）：1005-1008.

[34]闫小宁，张建荣，张彩晴，等．针刺、艾灸结合中药热敷治疗硬皮病疗效观察[J].中国针灸，2013，33（5）：403-406

[35]蔡晓刚．针灸治疗疑难少见病2例[J].罕少疾病杂志，2005，13（5）：62-63.

[36]刘春，景宽．巨刺法验案四则[J].山东中医杂志，2005，24（7）：441-442.

[37]张永生，何晓珍，何麟．针刺治疗局限性硬皮病30例临床观察[J].中国针灸，1995，15（5）：5-6.

[38]任文肖，戈海青，张红姗，等．针药并用治疗系统性硬化症雷诺现象的临床观察[J].上海针灸杂志，2013，32（4）：274-276.

[39]刘堂友．硬皮病治验[J].实用医药杂志，1993（2）：52-52.

[40]周英．电针配合刺络拔罐治疗局限性硬皮病52例[J].上海针灸杂志，2008，27（11）：29.

[41]常云波．针刺治硬皮病验案[J].新中医，1990（6）：31-31.

[42]王俊志，党晨，王兆博．独活寄生汤化裁联合火针治疗局限性硬皮病58例[J].亚太传统医药，2016，12（11）：131-132.

[43]苑婷，王彩悦，蔡志敏，等．火针配合阳和汤治疗皮肤病验案4则[J].上海针灸杂志，2012，31（3）：186-187.

[44]刘影，李西中，吕福全．温灸改善系统硬化症雷诺现象1例举隅[J].吉林中医药，2011（2）：159.

[45]桂金水，虞蒙，陈恩萱，等．以艾灸为主治疗硬皮病的探索[J].上海针灸杂志，1982，1（1）：39-41.

[46]果乃华．针灸加火罐治疗局限性硬皮病21例[J].航空航天医学杂志，2005，16（3）：28.

[47]谭鸣雁．针灸治愈局限性硬皮病验案[J].中国民间疗法，2002，10（1）：14.

[48]赵志芬．温针灸配合刺络拔罐治疗局限性硬皮病8例[J].山西中医，2002，18（5）：20.

[49] 李宁，李美红，韩世荣.韩世荣应用通络法治疗硬皮病经验[J].中华中医药杂志，2017（10）：173-175.

[50] 张晶.中医多种疗法治疗局限性硬皮病患者临床研究[J].辽宁中医药大学学报，2011（5）：190.

[51] 黄再军，余志熙，郑韵雪，等.综合疗法治疗硬皮病108例[J].中国民间疗法，1998（1）：44-45.

[52] 祁越，张玉华，张琳.针灸配合局部注射治疗局限性硬皮病10例[J].中国针灸，2004（6）：392.

[53] 朱秀惠，陈金亮.针药并用治疗局限性硬皮病120例临床观察[J].针灸临床杂志，1997（12）：12-13.

[54] 郭刚，陆春玲，安立.中医外治方法治疗硬皮病的探讨[J].四川中医，2002，20（8）：18-19.

[55] 李彪.外治基本理论探讨[J].中医外治杂志，1999，8（4）：3-4.

[56] 陈冬冬，屠文震，张凌.益气活血方熏蒸法与口服法治疗系统性硬皮病疗效比较[J].中国中西医结合皮肤性病学杂志，2009，8（2）：79-80.

[57] 闫小宁，韩世荣，李文彬.热敷药治疗硬皮病患者35例临床观察[J].中医杂志，2012，53（4）：304-306.

[58] 张武强，张武标.刘寄奴治疗局限性硬皮病[J].中医杂志，2008，49（10）：915.

[59] 汤一鹏.中药熏洗治疗局限性硬皮病32例[J].云南中医杂志，1991，12（3）：33.

[60] 周伏初.助阳温经通痹汤治疗进行性系统性硬化症36例临床观察[J].湖南中医杂志，1997，13（5）：13-14.

[61] 朱明芳.中药熏洗疗法配合中药口服治疗硬皮病36例临床观察[J].中国医师杂志，2003，5（2）：261.

[62] 霍伟红.中药内外合治硬皮病30例疗效观察[J].云南中医药杂志，2006，27（4）：10.

[63] 周亦农 . 按摩疗法配合药物治疗皮肤病概述 [J]. 按摩与康复医学，1995（1）：31-33.

[64] 欧阳晓勇 . 中医药治疗硬皮病 2 例 [J]. 云南中医中药杂志，2009，30（9）：12.

[65] 朱鹭冰，李明 . 活血化瘀中药对系统性硬皮病患者皮肤成纤维细胞胶原合成的影响 [J]. 中国中西医结合皮肤性病学杂志，2004，3（4）：205-207.

[66] 罗婧莹，黄熙，陈德华，等 . 复方甘草酸苷联合丹参注射液治疗系统性硬皮病疗效观察 [J]. 中国皮肤性病学杂志，2009（7）：411-412.

[67] 李尚珠，刘春华，黄平平，等 . 川芎素对系统性硬皮病患者循环内皮细胞的影响 [J]. 中华皮肤科杂志，2001，34（1）：34-35.

第五章 硬皮病的西医治疗

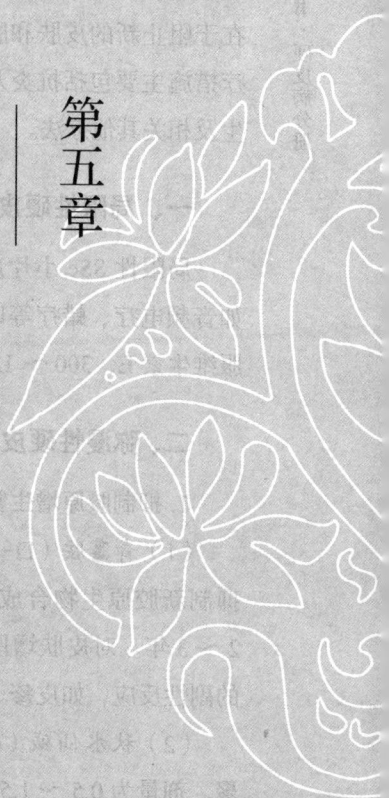

本病尚无特效药物，早期诊断、早期治疗，有利于防止疾病进展。虽然近年来 SSc 的治疗有了较大进展，但有循证医学证据的研究仍然很少。皮肤受累范围及程度、内脏器官受累的情况决定其预后。早期治疗的目的在于阻止新的皮肤和脏器受累；而晚期治疗的目的在于改善已有症状。治疗措施主要包括抗炎及免疫调节治疗、针对血管病变的治疗、抑制胶原增生及相关其他疗法。

一、局限性硬皮病的治疗

局限性 SSc 小片皮肤损害可用氟化皮质擦剂。坚持体疗和物理治疗，如音频电疗、蜡疗等以改善带状硬皮的肢体关节挛缩，增加肢体动能。口服维生素 E，300 ～ 1200U/d，有一定效果。

二、弥漫性硬皮病的治疗

1. 抑制胶原增生常用药物

（1）青霉胺（D-penicillamine） 该药有干扰胶原分子间交联作用，可抑制新胶原生物合成。开始 250mg/d 口服，逐渐增至 1.0 ～ 1.5g/d，连服 2 ～ 3 年。对皮肤增厚和营养性改变有一定疗效。但应密切注意可能产生的副性反应，如皮疹、肝肾损害、骨髓抑制等。

（2）秋水仙碱（colchicine） 能阻止原胶原转化为胶原，抑制胶原积聚。剂量为 0.5 ～ 1.5mg/d，连服 3 个月至数年，对皮肤硬化、雷诺征及食管改变有一定疗效。

（3）对氨基苯甲酸钾（potassium para-aminobenzoate） 能增强单胺氧化酶活性，促使过多的 5-HT 分解，改善皮肤症状。口服 3 ～ 4g/d，连服数月至数年。

2. 血管扩张剂

（1）钙离子拮抗剂 只有急性血管扩张药物试验结果阳性的患者才能应用钙离子拮抗剂治疗。对这类患者应根据心率情况选择钙离子拮抗剂，基础心率较慢的患者选择二氢吡啶类；基础心率较快的患者则选择地尔硫草。从小剂量开始应用，在体循环血压没有明显变化的情况下，逐渐递增剂量，争取数周内增加到最大耐受剂量，然后维持应用。应用 1 年以上者还应再次进行急性血管扩张药物试验重新评价患者是否持续敏感，只有长期敏感者才能继续应用。

（2）前列环素类药物　目前国内有吸入性伊洛前列素、口服贝前列腺素钠上市。此类药物可选择性作用于肺血管，对于大部分肺动脉高压患者，可以较明显降低肺血管阻力，提高心排血量。伊洛前列素半衰期为 20～25 分钟，起效迅速，但作用时间较短；每天吸入治疗次数为 6～9 次，每次剂量至少在 5～20μg。贝前列腺素钠每日 1 次，每次 40μg 口服。长期应用此类药物可降低肺动脉压力和肺血管阻力，提高运动耐量，改善生活质量。

（3）内皮素 –1 受体拮抗剂　内皮素 –1 主要由内皮细胞分泌，是一种强的内源性血管收缩剂。临床试验研究表明，内皮素 –1 受体拮抗剂可改善肺动脉高压患者的临床症状和血流动力学指标，提高运动耐量，改善生活质量和生存率。波生坦推荐用法是初始剂量 62.5mg，每日 2 次，连用 4 周；后续剂量 125mg，每日 2 次，维持治疗。该药已经被欧洲和美国指南认为是治疗心功能Ⅲ级肺动脉高压患者的首选治疗。其不良反应主要表现为肝损害，治疗期间应至少每月监测 1 次肝功能。

（4）5 型磷酸二酯酶抑制剂　西地那非是一种强效、高选择性 5 型磷酸二酯酶抑制剂。其在欧洲被推荐用于治疗 SSc 相关的肺动脉高压，推荐初始剂量 20mg，每日 3 次。常见不良反应包括头痛、面部潮红等，但一般可耐受。

（5）一氧化氮　一氧化氮是血管内皮释放的血管舒张因子，具有调节血管张力、血流、炎症反应和神经传导等广泛的生物学作用。长期吸入低浓度的一氧化氮可能对肺动脉高压有一定疗效，但仍需要进一步的随机对照试验以评估其安全性和有效性。

3. 激素

糖皮质激素：糖皮质激素对本症效果不显著。通常对于皮肤病变的早期（水肿期）、关节痛、肌肉病变、浆膜炎及间质性肺病的炎症期有一定疗效。剂量为泼尼松 30～40mg/d，连用数周，渐减至维持量 5～10mg/d。对硬皮病引发肾损害时应注意剂量不宜过大，避免出现肾危象。

激素对缓解急性症状有效，但若长期用药，其不良反应不容忽视。常见的不良反应：

（1）水、盐、糖、蛋白质及脂肪代谢紊乱，表现为向心性肥胖（库欣综合征），出现满月脸、水牛背，痤疮、多毛，高血钠和低血钾，高血压，水肿，高脂血症，高血糖或使糖尿病加重，肾上腺皮质功能减退，甚至萎缩，闭经，肌肉消瘦、无力，骨质疏松，股骨头坏死和精神症状等。

（2）减弱机体抵抗力。

（3）阻碍组织修复，延缓组织愈合。

（4）抑制儿童生长发育。

4. 免疫抑制剂

免疫抑制剂常用的有环磷酰胺、环孢素 A、硫唑嘌呤、甲氨蝶呤等。有报道其对皮肤、关节、肺脏和肾脏病变可能有效，与糖皮质激素合用，常可提高疗效和减少糖皮质激素用量。甲氨蝶呤可能对改善早期皮肤的硬化有效，而对其他脏器受累无效。

（1）环磷酰胺（cyclophosphamide，CTX） 针对脏器损害特别是肺间质性炎症时应用，可口服或静脉滴注。口服剂量为 50mg/ 片，每日或隔日服用 1 片；静脉滴注用量为每次 0.2～1.0g，每 3～4 周 1 次。使用时嘱患者大量饮水，以避免出现出血性膀胱炎，此外可有消化道反应、性腺抑制及白细胞减少等毒副作用。

（2）硫唑嘌呤（azathioprine，AZA） 对脏器损害尤以肾脏损害有效。用量为 50～100mg/ 次，每日或隔日服用。要注意骨髓抑制的不良反应，应用期间应定期复查血常规和肝功能等。

（3）甲氨蝶呤（methotrexate，MTX） 对关节疼痛和皮肤黏膜硬化有效。用量为每周 5～15mg，口服或静脉推注用药。不良反应有骨髓抑制、肝损害及消化道症状等，应定期检查血常规和肝功能等。

（4）环孢菌素（cyclosporin，Cys） 用于脏器损害或血液系统病变，用量为 3～5mg/（kg·d）分次口服。不良反应主要有神经毒性、肾毒性、高血压等。

5. 生物制剂

随着对 SSc 发病机制的深入研究，某些生物制剂已开始试用于治疗 SSc，如依那西普、英夫利西单抗、利妥昔单抗、阿巴西普等治疗难治性硬皮病疗效显著，基因重组 γ 干扰素注射剂能向下调节成纤维细胞合成胶原，效力持久，用于临床已收到初步效果。生物制剂在 SSc 治疗的有效性和安全性方面显示了一定优势。对于应用糖皮质激素和免疫抑制剂效果不佳或有禁忌的严重 SSc 患者，尤其伴有关节炎的患者，可以试用生物制剂，可显著改善关节症状，降低致残率。目前有关生物制剂治疗 SSc 的临床资料还很有限，缺乏长期大样本的临床研究。鉴于生物制剂昂贵的价格，也限制了它在 SSc 中的广泛应用。

6. 针对脏器损害的治疗

（1）雷诺现象 勿吸烟，手足避冷保暖。常用的药物为钙离子拮抗剂，如硝苯地平（10～20mg，每日 3 次），可以减少 SSc 相关的雷诺现象的发生和严重程度，常作为 SSc 相关的雷诺现象的一线治疗药物。如症状较重，有坏死倾向，可加用内皮素受体拮抗剂波生坦或西地那非。静脉用前列腺素类似物也可缓解雷诺现象，并用于治疗指端溃疡。手指坏疽可考虑交感神经阻断术。

（2）SSc 相关的皮肤受累 有研究显示甲氨蝶呤可改善早期弥漫性 SSc 的皮肤硬化，而对其他脏器受累无效。因此，甲氨蝶呤被推荐用于治疗弥漫性 SSc 的早期皮肤症状。其他药物如环孢素 A、他克莫司、松弛素、低剂量青霉胺和静脉丙种球蛋白（IVIG）对皮肤硬化可能也有一定改善作用。

（3）SSc 的间质性肺病和肺纤维化 环磷酰胺被推荐用于治疗 SSc 的间质性肺病，环磷酰胺冲击治疗对控制活动性肺泡炎有效。近期的非对照性实验显示，抗胸腺细胞抗体和霉酚酸酯对早期弥漫性病变包括间质性肺病可能有一定疗效。另外，乙酰半胱氨酸对肺间质病变可能有一定的辅助治疗作用。

（4）SSc 相关的肺动脉高压　主要措施包括：①氧疗：对低氧血症患者应给予吸氧。②利尿剂和强心剂：地高辛用于治疗收缩功能不全的充血性心力衰竭；此外，右心室明显扩张，基础心率 > 100 次 / 分，合并快速心房颤动等也是应用地高辛的指征。对于合并右心功能不全的肺动脉高压患者，初始治疗应给予利尿剂，但应注意肺动脉高压患者有低钾倾向，补钾应积极且需密切监测血钾。③肺动脉血管扩张剂：目前临床上应用的血管扩张剂有钙离子拮抗剂、前列环素及其类似物、内皮素 –1 受体拮抗剂及 5 型磷酸二酯酶抑制剂等。

（5）SSc 相关的消化道受累　质子泵抑制剂对胃食管反流性疾病、食管溃疡和食管狭窄有效。胃平滑肌萎缩可导致胃轻瘫和小肠运动减弱，促动力药物如甲氧氯普胺和多潘立酮可用于治疗 SSc 相关的功能性消化道动力失调，如吞咽困难、胃食管反流性疾病、饱腹感等。胃胀气和腹泻提示小肠细菌过度生长，治疗可使用抗生素，但需经常变换抗生素种类，以避免耐药。

（6）SSc 相关肾危象　肾危象是硬皮病最可怕的内脏合并症，最常见的后果是肾衰竭。ACEI 或 ARB 类降压药物能逆转严重的高血压、肾性贫血并控制高血压。即使肾功能不全透析的患者，仍应继续使用 ACEI。激素与 SSc 肾危象风险增加相关，使用激素的患者应密切监测血压和肾功能。血液透析和肾脏透析疗法的改进也给肾危象带来了希望，肾脏移植使得生存率提高。

7. 其他疗法

（1）移植疗法　针对 SSc 导致的多系统损害，干细胞移植、肺移植、肾移植成为有效的治疗方法。近年来，国内外采用经 CD34 细胞分选的外周造血干细胞移植治疗，取得了一定效果，但费用昂贵，移植不良反应风险较高，仅推荐用于难治性患者。国内孙凌云教授首先用间充质干细胞治疗硬皮病取得较好的前期效果，有待于更多的研究证实其疗效。

（2）血浆置换（plasma exchange，PE） PE可快速清除致炎因子，降低血浆中炎性介质的浓度，增强机体的网状内皮细胞系统清除功能，补充机体所需物质。PE在去除致病因子的同时，也刺激B细胞补偿性过度增生，血循环中抗体及循环免疫复合物在PE后3～4天内恢复或超过PE前水平，致病情反跳甚至加重，而此时的B细胞也易为细胞毒药物选择性杀伤。因此，PE后即用免疫抑制剂如细胞毒类药物CTX可抑制抗体的产生。

（3）光疗 UVA1（340～400nm）作为一种较新的光学疗法，为硬皮病提供了新的治疗手段并已取得较为满意的疗效。UVA1照射可促进真皮成纤维细胞上基质金属蛋白酶的表达，抑制胶原合成，减少炎症细胞浸润，在临床上表现为原先硬化的皮肤软化。研究表明，大剂量（130J/cm^2）、中等剂量（50～60J/cm^2）、小剂量（20J/cm^2），每周4次，不超过30次，对局限性硬皮病和弥漫性硬皮病均有疗效，较传统的光照疗法具备深穿透性，并且不良反应和光毒性更小。研究还发现，窄波UVB的疗效与小剂量UVA1无显著差异。光照治疗可以在一定程度上改善硬皮病皮肤硬化、水肿及雷诺等症状，治疗时要注意周边正常皮肤的遮挡，避免光损伤，皮损部位避免过度刺激。

参考文献

[1] 林果为，王吉耀，葛均波. 实用内科学[M].15版. 北京：人民卫生出版社，2017.

[2] 陈卫，杨蓉娅. 硬皮病的治疗现状与展望[J]. 实用皮肤病学杂志，2015，8（5）：367-370.

[3] 杨雪，邹和建. 硬皮病治疗研究进展及治疗指南演变[J]. 药学进展，2019，43（4）：261-268.

[4] Pellar R E, Pope J E. Evidence-based management of systemic sclerosis: navigating recommendations and guidelines[J]. Semin Arthritis Rheum, 2017, 46（6）：767-774.

[5] 邓婉莹，王晓敏，张佳林，等．甲氨蝶呤治疗系统性硬皮病的 Meta 分析 [J]．中国中西医结合皮肤性病学杂志，2017，16（6）：499-504.

[6] Thompson A E, Pope J E. Calcium channel blockers for primary Raynaud's phenomenon: a meta-analysis[J]. Rheumatology (Oxford), 2005, 44（2）: 145-150.

[7] Trojanowska M, Varga J. Molecular pathways as novel therapeutic targets in systemic sclerosis [J]. Curr Opin Rheumatol, 2007, 19（6）: 568-573.

[8] Khanna D, Denton C P, Lin C, et al. Safety and efficacy of subcutaneous tocilizumab in systemic sclerosis: results from the open-label period of a phase II randomised controlled trial (fascinate) [J]. Ann Rheum Dis, 2018, 77（2）: 212-220.

[9] Kowal-Bielecka O, Fransen J, Avouac J, et al. Update of EULAR recommendations for the treatment of systemic sclerosis[J]. Ann Rheum Dis, 2017, 76（8）: 1327-1339.

[10] Hassoun PM, Zamanian RT, Damico R, et al. Ambrisentan and Tadalafil Up-front Combination Therapy in Scleroderma-associated PulmonaryArterial Hypertension[J]. Am J Respir Crit Care Med, 2015, 192（9）: 1102-1110.

[11] Coghlan JG, Galiè N, Barberà JA, et al. Initial combination therapy with ambrisentan and tadalafil in connective tissue disease-associated pulmonary arterial hypertension (CTD-PAH): subgroup analysis from the AMBITION trial[J]. Ann Rheum Dis, 2017, 76（7）: 1219-1227.

[12] Del P N, Pignataro F, Zaccara E, et al. Autologous hematopoietic stem cell transplantation for treatment of systemic sclerosis[J]. Front Immunol, 2018, 9: 2390.

[13] Nevskaya T, Ananieva L, Bykovskaia S, et al. Autologous progenitorcell implantation as a novel therapeutic intervention forischaemic

digits in systemic sclerosis [J]. Rheumatology（Oxford），2009，48（1）：61-64.

[14] Kreuter A，Hyun J，Stücker M，et al. A randomized controlled study of low-dose UVA1，medium-dose UVA1，and narrowband UVB phototherapy in the treatment of localized scleroderma[J]. J Am Acad Dermatol，2006，54（3）：440-447.

[15] 曹华，郑捷.UVA1 在硬皮病的应用进展 [J]. 国际皮肤性病学杂志，2006，32（4）：219-221.

第六章

硬皮病的常用中药与方剂

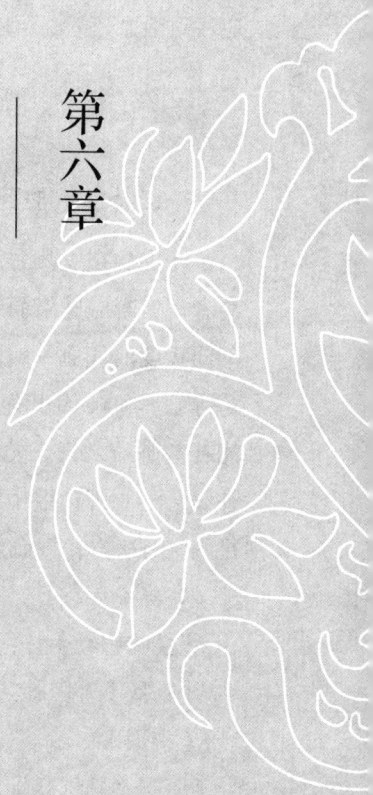

中医学认为硬皮病属"皮痹""皮痹疽"范畴，病因总为气血不足、感受风寒或脏腑虚损、卫外不固致气血运行受阻。弥漫性硬皮病治疗法则以益气温阳软坚为主，局限性硬皮病治疗法则以益气温经通络为主，两者均应注重活血药的配伍应用。

第一节　常用中药

一、补益气血药

硬皮病在发病过程中出现皮肤变硬、色泽变暗，皆因气血瘀阻不通，甚者痰瘀凝滞脉络而致病，常因受寒而发病或加重，其本为正虚，多存在不同程度的气血亏虚，故而常需补益气血。补气药代表有党参、黄芪、山药等，养血药代表有熟地黄、当归、白芍等。补气药性味多甘温或甘平，能补益脏腑之气，尤专注脾肺气虚证；补血药多甘温或甘平，质地滋润，补肝肾养心脾，滋生血液。补气药与补血药常联合使用，气旺则血生，血足则气有所附，气血充足，脉络畅通，肌肤得以滋养，硬化得到改善。

1. 党参

【性味归经】甘，平。归脾、肺经。

【功效】补脾肺气，补血，生津。

【应用】

（1）脾肺气虚证。本品性味甘平，主归脾、肺二经，以补脾肺之气为主要作用。用于中气不足的体虚倦怠、食少便溏等，以及肺气亏虚的咳嗽气促，语声低弱。其补益脾肺之功与人参相似而力较弱，用以治疗脾肺气虚的轻症。

（2）气血两虚证。本品既能补气，又能补血，常用于气虚不能生血，或血虚无以化气，而见面色苍白、乏力、头晕等气血两虚证。

党参在硬皮病中用于气虚证、血虚证；也可用于其他证型，兼有气虚者；或虽有邪实，为防伤正，可配伍应用。

【用法用量】煎服，9～30g。

【使用注意】据《中国药典》记载，本品不宜与藜芦同用。

【古籍摘要】

《本草从新》："补中益气，和脾胃，除烦渴。中气微虚，用以调补，甚为平安。"

《本草正义》："补脾养胃，润肺生津，健运中气，本与人参不甚相远。"

【现代研究】党参能够增强机体免疫功能，增强造血功能，调节胃肠运动，抗溃疡。党参提取物可增强小鼠腹腔巨噬细胞吞噬鸡红细胞的能力，党参多糖对正常小鼠的体液免疫功能影响不明显，但对环磷酰胺引起的免疫抑制小鼠则能明显促进其淋巴细胞的转化，增强其吞噬功能。对小鼠灌胃党参制剂，使红细胞数和血红蛋白含量明显上升。党参可改善化疗放疗中出现造血功能障碍的肿瘤患者的贫血症状。

2. 黄芪

【性味归经】甘，微温。归脾、肺经。

【功效】健脾补中，升阳举陷，益卫固表，利尿，托毒生肌。

【应用】

（1）脾气虚证。本品甘温，善入脾胃，为补中益气要药。本品既能补脾益气，又能利尿消肿，还能补气生血，治血虚证亦常与补血药配伍。

（2）肺气虚证。本品入肺能补益肺气，可用于肺气虚弱，咳喘日久，气短神疲者，常与紫菀、款冬花、杏仁等祛痰止咳平喘之品配伍。

此外，痹证、卒中后遗症等气虚而致血滞，筋脉失养，症见肌肤麻木或半身不遂者，亦常用本品补气以行血。

硬皮病各个时期均有气虚因素，黄芪因其补气、固表、利水、生肌，可用于硬皮病各个证型。

【用法用量】煎服，9～30g。蜜炙可增强其补中益气作用。

【古籍摘要】

《神农本草经》："主治痈疽，久败疮，排脓止痛……补虚。"

《本草汇言》："补肺健脾，实卫敛汗，驱风运毒之药也。"

《医学衷中参西录》："能补气，兼能升气，善治胸中大气（即宗气）

下陷。"

【现代研究】通过研究发现黄芪具有调节免疫功能，可在一定程度上调节 T 淋巴细胞亚群比例，不同剂量的黄芪作用不同，大剂量抑制免疫，小剂量增强免疫。黄芪多糖能对抗免疫抑制剂强的松龙所致的脾脏、胸腺、肠淋巴结等免疫组织的萎缩作用和对外周白细胞减少作用；能增强吞噬细胞的吞噬功能。黄芪还可使细胞的生理代谢增强，可能是通过细胞内 cAMP、cGMP 的调节作用来完成的。黄芪还能促进血清和肝脏的蛋白质更新，对蛋白质代谢有促进作用，这可能是黄芪扶正作用的另一个重要方面。

3. 山药

【性味归经】甘，平。归脾、肺、肾经。

【功效】补脾养胃，生津益肺，补肾涩精。

【应用】

（1）肺脾气虚。本品性味甘平，能补脾益气，滋养脾阴，又能补肺气，兼能滋肺阴。本品补益之力较和缓，适用于肺脾气阴俱虚者。可治消瘦乏力，食少，便溏；或肺虚咳喘。

（2）肾虚证。本品还能补肾气，兼能滋养肾阴，对肾脾俱虚者，其补后天亦有助于充养先天。适用于肾气虚之腰膝酸软、尿频、带下清稀及肾阴虚之形体消瘦、遗精等症。

因山药含有较多营养成分，又容易消化，善补肺脾肾，适合硬皮病各个证型，可以长期服用，改善虚弱乏力。

【用法用量】煎服，15 ～ 30g。麸炒可增强补脾止泻作用。

【古籍摘要】

《神农本草经》："补中，益气力，长肌肉。"

《本草纲目》："益肾气，健脾胃。"

《本草正》："第其气轻性缓，非堪专任，故补脾肺必主参、术，补肾水必君萸、地，涩带浊须破故同研，固遗泄仗菟丝相济。"

【现代研究】山药具有免疫调节功能，灌服山药水煎剂组的老龄小鼠游泳耐力得到改善，并在一定程度上能延缓免疫器官的衰老。山药还具有调节胃肠功能，对实验大鼠脾虚模型有预防和治疗作用，对离体肠管运动有双向调节作用，可助消化，明显改善胃肠功能。

4. 熟地黄

【性味归经】甘，微温。归肝、肾经。

【功效】补血养阴，填精益髓。

【应用】

（1）血虚诸症。本品甘温质润，补阴益精以生血，为养血补虚之要药。

（2）肝肾阴虚诸症。本品质润入肾，善滋补肾阴，填精益髓，为补肾阴之要药。古人谓之"大补五脏真阴""大补真水"。

本品益精血、乌须发，补精益髓、强筋壮骨，可用来治疗硬皮病肾虚、血虚者，需防滋腻碍胃。

【用法用量】煎服，10～30g。

【使用注意】本品性质黏腻，较生地黄更甚，有碍消化，凡气滞痰多、脘腹胀痛、食少便溏者忌服。重用久服宜与陈皮、砂仁等同用，防止黏腻碍胃。

【古籍摘要】

《药品化义》："熟地，藉酒蒸熟，味苦化甘，性凉变温，专入肝脏补血。因肝苦急，用甘缓之，兼主温胆，能益心血，更补肾水。凡内伤不足，苦志劳神，忧患伤血，纵欲耗精，调经胎产，皆宜用此。安五脏，和血脉，润肌肤，养心神，宁魂魄，滋补真阴，封填骨髓，为圣药也。"

【现代研究】本品含梓醇、地黄素、甘露醇、维生素 A 类物质、糖类及氨基酸等。试验研究证实熟地黄多糖为其补血有效部位。熟地黄多糖对血虚模型小鼠白细胞计数（WBC）、红细胞计数（RBC）、血红蛋白（HB）、血小板（PLT）的保护作用优于熟地黄非多糖部分和熟地黄水煎液，熟地黄补血功能具有双向调节作用。地黄能对抗连续服用地塞米松后血浆皮质酮浓度的下降，并能防止肾上腺皮质萎缩，具有抗衰老作用。

5. 当归

【性味归经】甘、辛，温。归肝、心、脾经。

【功效】补血调经，活血止痛，润肠通便。

【应用】

（1）血虚血瘀诸症。本品甘温质润，长于补血，为补血之圣药。本品补血活血，调经止痛，若气血两虚，常配黄芪、人参补气生血；若血虚萎黄、心悸失眠，常与熟地黄、白芍、川芎配伍。

（2）本品辛行温通，为活血行气之要药。补血活血、散寒止痛，可治虚寒性腹痛、跌打损伤、风寒痹痛等。

当归既养血润燥，又能活血除瘀，用治硬皮病属血虚、血瘀经络痹阻不通者，硬肿期及硬化期均可配伍应用。

【用法用量】煎服，5～15g。

【使用注意】湿盛中满、大便泄泻者忌服。

【古籍摘要】

《日华子本草》："主治一切风，一切血，补一切劳，破恶血，养新血及主癥癖。"

《医学启源》："当归，气温味甘，能和血补血，尾破血，身和血。"

【现代研究】当归中含 β-蒎烯、α-蒎烯、莰烯等中性油成分，对甲基苯甲醇、5-甲氧基-2,3-二甲苯酚等酸性油成分，有机酸；还含糖类、维生素、氨基酸等。具有补血作用：当归可促进骨髓和脾细胞造血功能，显著增加血红蛋白和红细胞数。水溶液灌胃可使 ^{60}Co 照射小鼠内源性脾结节数增加，脾脏和胸腺增重，促进骨髓和脾细胞造血功能的恢复，增加脾脏内源性造血灶形成。

6. 白芍

【性味归经】苦、酸，微寒。归肝、脾经。

【功效】养血敛阴，柔肝止痛，平抑肝阳。

【应用】

（1）肝血亏虚及血虚月经不调。本品味酸，收敛肝阴以养血，常与熟地黄、当归等同用，用治肝血亏虚证。

（2）肝脾不和之胸胁脘腹疼痛或四肢挛急疼痛。本品酸敛肝阴，养血柔肝而止痛，常配柴胡、当归、白芍等，治疗血虚肝郁，胁肋疼痛。

白芍调肝理脾，柔肝止痛，适用于硬皮病阴虚血燥证、气血亏虚证，并见肝脾不调者。

【用法用量】煎服，5～15g；大剂量15～30g。

【使用注意】阳衰虚寒之证不宜用。反藜芦。

【古籍摘要】

《神农本草经》："主邪气腹痛……止痛，利小便，益气。"

《本草求真》："赤芍药与白芍药主治略同，但白则有敛阴益营之力，赤则有散邪行血之意；白则能于土中泻木，赤则能于血中活滞。"

【现代研究】白芍含有芍药苷、牡丹酚、芍药花苷，还含芍药内酯、苯甲酸等；此外，还含挥发油、脂肪油、树脂糖、淀粉、黏液质、蛋白质和三萜类成分。白芍水煎剂给小鼠喂饲，腹腔巨噬细胞百分率和吞噬指数均较对照组有明显提高。白芍能促进小鼠腹腔巨噬细胞的吞噬功能。白芍水煎剂可拮抗环磷酰胺对小鼠外周T淋巴细胞的抑制作用，使之恢复正常水平，表明白芍可使处于低下状态的细胞免疫功能恢复正常。

二、补阳药

补阳药多性温辛热，能温补人体之阳气。阳虚，特别是脾肾阳虚在硬皮病发病中是重要的起病因素，是致病之根本。补阳药温煦脾肾，温补脾肾阳气，滋肾阳生相火，使阳气通达全身，改善经络寒凝痹阻之证。代表药有淫羊藿、菟丝子、杜仲、肉苁蓉。

1.淫羊藿

【性味归经】辛、甘，温。归肾、肝经。

【功效】补肾壮阳，祛风除湿。

【应用】

（1）肾阳虚衰，阳痿尿频，腰膝无力。本品辛甘性温燥烈，长于补肾壮阳，单用有效，亦可与其他补肾壮阳药同用。

（2）风寒湿痹，肢体麻木。本品辛温散寒，祛风胜湿，入肝肾强筋骨，可用于风湿痹痛、筋骨不利及肢体麻木。

淫羊藿治疗硬皮病肾阳亏虚证，多用于久病者。注意此药易助火伤阴，要配合养阴清火之品。

【用法用量】煎服，3～15g。

【使用注意】阴虚火旺者不宜服。

【古籍摘要】

《神农本草经》："主阴痿绝伤，茎中痛，利小便，益气力，强志。"

《日华子本草》："治一切冷风劳气，补腰膝，强心力，丈夫绝阳不起，女子绝阴无子，筋骨挛急，四肢不任，老人昏耄，中年健忘。"

【现代研究】由于淫羊藿多糖和淫羊藿苷对 Ts 细胞作用相反，因此，淫羊藿对机体免疫功能有双向调节作用。实验表明，淫羊藿多糖在供体鼠可促进 SOI（超适剂量免疫）诱导下的 Ts 细胞产生，抑制受体鼠抗体的生成；淫羊藿苷对 Ts 细胞的产生有减弱作用，受体鼠抗体生成水平增高。实验表明淫羊藿黄酮灌胃能显著恢复 D- 半乳糖衰老模型雄性小鼠 T 淋巴细胞和 B 淋巴细胞增殖反应的功能，并能明显提高小鼠肝脏总 SOD 的活性，减少肝组织过氧化脂质的形成，减少心、肝等组织的脂褐素形成，具有抗衰老作用。

2. 菟丝子

【性味归经】辛、甘、平。归肾、肝、脾经。

【功效】补肾益精，养肝明目，止泻安胎。

【应用】

（1）本品滋补肝肾、益精养血而明目，功能补肾阳、益肾精以固精缩尿，善治肾虚腰痛、阳痿遗精、尿频。辛以润燥，甘以补虚，为平补阴阳之品。

（2）脾肾阳虚，便溏泄泻。本品能补肾益脾止泻，治脾肾虚泄泻。

菟丝子性平，可用于硬皮病脾肾亏虚者，或兼有阳虚寒凝者。热毒或湿热邪盛者慎用。

【用法用量】煎服，10～20g。

【使用注意】本品为平补之药，但偏补阳，阴虚火旺，大便燥结、小便短赤者不宜服。

【古籍摘要】

《本经逢原》："菟丝子，祛风明目，肝肾气分也。其性味辛温质黏，与杜仲之壮筋暖腰膝无异。其功专于益精髓，坚筋骨，止遗泄，主茎寒精出，溺有余沥，去膝胫酸软，老人肝肾气虚，腰痛膝冷，合补骨脂、杜仲用之，诸筋膜皆属之肝也。气虚瞳子无神者，以麦门冬佐之，蜜丸服，效。凡阳强不痿，大便燥结，小水赤涩者勿用，以其性偏助阳也。"

【现代研究】菟丝子含皮素、胆醇、皂类、淀粉。其水煎剂能明显增强黑腹果蝇交配次数；灌胃对大鼠半乳糖性白内障有治疗作用；其水煎剂连续灌胃 1 个月，能明显增强小鼠心肌组织匀浆乳酸脱氢酶的活性，对心肌过氧化氢酶及脑组织的乳酸脱氢酶和过氧化氢酶活性有增强趋势。

3. 杜仲

【性味归经】甘，温。归肝、肾经。

【功效】补肝肾，强筋骨，安胎。

【应用】用于肝肾不足的腰膝酸痛，下肢痿软，阳痿，尿频等，以及肝肾亏虚，下元虚冷的妊娠下血，胎动不安，或习惯性流产等。

杜仲能补肝肾，调冲任，强筋骨，暖下元，性平和，可用于硬皮病辨证属肝肾不足者。

【用法用量】煎服，10 ～ 15g。炒用疗效佳。

【使用注意】阴虚火旺者慎服。

【古籍摘要】

《神农本草经》："主腰脊痛，补中益精气，坚筋骨，强志，除阴下痒湿，小便余沥。"

《日华子本草》："治肾劳，腰脊挛。入药炙用。"

【现代研究】现代药理实验及临床应用均证明杜仲降压的有效性。动物实验表明，杜仲含有一种可促进人体皮肤、骨骼、肌肉中的蛋白质胶原合成与分解的特殊成分，具有促进代谢、防止衰退的功能。

4. 肉苁蓉

【性味归经】甘、咸，温。归肾、大肠经。

【功效】补肝肾，益精血，润肠通便。

【应用】用于肾阳虚衰，精血不足之阳痿，遗精，不孕，腰膝酸软，筋骨无力，肠燥便秘。

肉苁蓉性平和，既温补肾阳，又养血润燥，用于硬皮病辨证属肝肾不足，阳虚寒凝，大便秘结者。

【用法用量】煎服，10～15g。

【使用注意】经常大便溏薄者慎用。

【古籍摘要】

《本草经疏》："肉苁蓉，滋肾补精血之要药，气本微温，相传以为热者误也。甘能除热补中，酸能入肝，咸能滋肾，肾肝为阴，阴气滋长，则五脏之劳热自退，阴茎中寒热痛自愈。肾肝足，则精血日盛，精血盛则多子。妇人癥瘕，病在血分，血盛则行，行则癥瘕自消矣。膀胱虚，则邪客之，得补则邪气自散，腰痛自止。久服则肥健而轻身，益肾肝补精血之效也，若曰治痢，岂滑以导滞之意乎，此亦必不能之说也。"

【现代研究】肉苁蓉有一定程度的抗衰老作用，还有调整内分泌、促进代谢及强壮作用；肉苁蓉可能含有一种激活核苷酸还原酶的生物活性因子，因而能显著地提高"阳虚"动物 DNA 合成率，促进 RNA 的合成，提高蛋白的核酸代谢，有促进生长发育及调节免疫系统的作用。

三、温阳祛寒药

温里药以温里祛寒、治疗里寒证为主要作用，药物味辛性温热，代表药有附子、肉桂、干姜。温里祛寒药往往合用补阳药，共奏温补阳气、祛除里寒之功。在硬皮病硬肿期和萎缩期，多有四肢末端不温、发凉甚至出现雷诺征，究其病机，总不过阳虚寒凝所致，故而温阳祛寒药在硬皮病中应用广泛，慎用于早期水肿期湿热证。

1. 附子

【性味归经】辛、甘，大热；有毒。归心、肾、脾经。

【功效】回阳救逆，补火助阳，散寒止痛。

【应用】

（1）阳虚证。本品辛甘温煦，有峻补元阳、益火消阴之效，凡肾、脾、心诸脏阳气衰弱者均可应用。

（2）寒痹证。本品气雄性悍，走而不守，能温经通络，逐经络中风寒湿邪，故有较强的散寒止痛作用。凡风寒湿痹，周身骨节疼痛者均可用之，尤善治寒痹痛剧者，常与桂枝、白术、甘草同用，如甘草附子汤（《伤寒论》）。

附子用于硬皮病肾阳不足、脾阳不振、寒凝阻络之证，尤其适用于有雷诺征者。注意附子有毒，且其性燥烈，不可久服。

【用法用量】煎服，3～15g。本品有毒，宜先煎 0.5～1 小时，至口尝无麻辣感为度。

【使用注意】孕妇及阴虚阳亢者忌用。本品反半夏、瓜蒌、贝母、白蔹、白及。生品外用，内服须炮制。若内服过量，或炮制、煎煮方法不当，可引起中毒。

【古籍摘要】

《神农本草经》："主风寒咳逆邪气，温中，金疮，破癥坚积聚，血瘕，寒湿踒躄，拘挛膝痛，不能行步。"

《本草正义》："附子，本是辛温大热，其性善走，故为通十二经纯阳之要药，外则达皮毛而除表寒，里则达下元而温痼冷，彻内彻外，凡三焦经络，诸脏诸腑，果有真寒，无不可治。"

【现代研究】本品含乌头碱、中乌头碱、次乌头碱、异飞燕草碱、新乌宁碱、乌胺及尿嘧啶等。

2. 肉桂

【性味归经】辛、甘，大热。归肾、脾、心、肝经。

【功效】补火助阳，散寒止痛，温经通脉，引火归原。

【应用】用于腹痛，腰痛，胸痹，阴疽，闭经，痛经。本品辛散温通，能行气血、运经脉、散寒止痛。常与独活、桑寄生、杜仲等同用，治风寒湿痹，尤以治寒痹腰痛为主，如独活寄生汤（《备急千金要方》）；与附子、干姜、川椒等同用，可治胸阳不振，寒邪内侵的胸痹心痛，如桂附丸（《寿世保元》）；与鹿角胶、炮姜、麻黄等同用，可治阳虚寒凝，血滞痰阻的阴疽、流注等，如阳和汤（《外科证治全生集》）；若与当归、川芎、小茴香等同用，可治冲任虚寒，寒凝血滞的闭经、痛经等症，如少腹逐瘀汤（《医林改错》）。

肉桂用于硬皮病肾阳不足、脾阳不振、寒湿阻络之证，适用于雷诺征者。病久体虚气血不足者，少量加入肉桂，有鼓舞气血生长之效。

【用法用量】煎服，1～4.5g，宜后下或焗服；研末冲服，每次1～2g。

【使用注意】阴虚火旺，里有实热，血热妄行出血及孕妇忌用。畏赤石脂。

【古籍摘要】

《本草求真》："大补命门相火，益阳治阴。凡沉寒痼冷、营卫风寒、阳虚自汗、腹中冷痛、咳逆结气、脾虚恶食、湿盛泄泻、血脉不通、胎衣不下、目赤肿痛，因寒因滞而得者，用此治无不效。"

【现代研究】肉桂中含挥发油（桂皮油）1.98%～2.06%，主要成分为桂皮醛，占52.92%～61.20%，其他尚含有肉桂醇、肉桂醇醋酸酯、肉桂酸、醋酸苯丙脂、香豆素、黏液质、鞣质等。

3. 干姜

【性味归经】辛，热。归脾、胃、肾、心、肺经。

【功效】温中散寒，回阳通脉，温肺化饮。

【应用】本品辛热，长于温中散寒、健运脾阳。与党参、白术等同用，治脾胃虚寒、脘腹冷痛等。

干姜用于硬皮病脾胃不振、中阳不足之证，慎用于阴虚内热、湿热之体。

【用法用量】煎服，3～10g。

【使用注意】本品辛热燥烈，阴虚内热、血热妄行者忌用。

【古籍摘要】

《珍珠囊》："干姜其用有四：通心阳，一也；去脏腑沉寒痼冷，二也；发诸经之寒气，三也；治感寒腹痛，四也。"

《本草求真》："干姜，大热无毒，守而不走，凡胃中虚冷，元阳欲绝，合以附子同投，则能回阳立效，故书有附子无姜不热之句。"

【现代研究】干姜含挥发油约2%，主要成分是姜烯、水芹烯、莰烯、姜烯酮、姜辣素、姜酮、龙脑、姜醇、柠檬醛等。干姜甲醇或醚提取物有镇静、镇痛、抗炎、止呕及短暂升高血压的作用；水提取物或挥发油能明显延长大鼠实验性血栓形成时间；干姜醇提取物及其所含姜辣素和姜辣烯酮有显著灭螺和抗血吸虫作用；干姜醇提取物能明显增加大鼠肝脏胆汁分泌量，维持长达3～4小时。

四、化痰散结药

硬皮病患者出现皮肤硬肿、肌肉萎缩、蜡样指、面具脸、指（趾）苍白青紫等痰浊凝聚阻滞脉络的表现。久病入络，痰浊瘀血既为病理产物，又是致病因素，贯穿于疾病的整个过程，是重要的致病环节，使病情缠绵难愈。化痰散结药的使用亦体现在疾病的多个阶段、多个证型中，此中之痰既可以是有形之痰，又可以是无形之痰，以阻于筋脉的无形之痰更为多见。有温化寒痰之半夏、白芥子，清热化痰之浙贝母、瓜蒌，软坚散结之鳖甲、牡蛎等。通过化痰、散结、软坚达到软化肌肤，消除硬结，通滞消痞的作用。

1.半夏

【性味归经】辛，温；有毒。归脾、胃、肺经。

【功效】燥湿化痰，降逆止呕，消痞散结；外用消肿止痛。

【应用】

（1）湿痰，寒痰证，以及瘿瘤，痰核。本品味辛性温而燥，为燥湿化痰、温化寒痰之要药。尤善治脏腑之湿痰，瘿瘤痰核，内服能消痰散结，外用能消肿止痛。

（2）心下痞，结胸，梅核气。

半夏可用于硬皮病痰瘀阻络证及其他证型兼有痰阻脉络者，即有皮肤变硬、舌苔厚腻皆可选用，四末偏凉者更易。

【用法用量】煎服，3～10g，一般宜制过用。

【使用注意】不宜与乌头类药材同用。其性温燥，阴虚燥咳、血证、热痰、燥痰应慎用。注意久服有毒，与姜同用可解。

【古籍摘要】

《名医别录》："消心腹胸膈痰热满结，咳嗽上气，心下急痛，坚痞，时气呕逆，消痈肿，堕胎。"

《医学启源》："治寒痰及形寒饮冷伤肺而咳，大和胃气，除胃寒，进饮食。治太阴痰厥头痛，非此不能除。《主治秘要》云：燥胃湿，化痰，益脾胃气，消肿散结，除胸中痰涎。"

【现代研究】半夏含有多种挥发成分及氨基酸、皂苷等，可抑制呕吐中枢而止呕，各种炮制品对实验动物均有明显的止咳作用。半夏的稀醇和水浸液或其多糖组分、生物碱具有较广泛的抗肿瘤作用。

2. 白芥子

【性味归经】辛，温。归肺、胃经。

【功效】温肺化痰，利气，散结消肿。

【应用】寒痰喘咳，悬饮，阴疽流注。本品辛温，善散"皮里膜外之痰"，能温阳化滞，消痰散结。

白芥子适用于硬皮病出现肢体麻木，关节肿痛，指端苍白，痰凝筋脉者。除湿热证外，各个证型均可应用。

【用法用量】煎服，3～6g。外用适量，研末调敷，或作发泡用。

【使用注意】本品辛温走散，注意性温防止伤阴，久咳肺虚及阴虚火旺者忌用；消化道溃疡、出血者及皮肤过敏者忌用。用量不宜过大。

【古籍摘要】

《本草纲目》："利气豁痰，除寒暖中，散肿止痛。治喘嗽反胃，痹木脚气，筋骨腰节诸痛。"

《药品化义》："白芥子……横行甚捷……通行甚锐，专开结痰，痰属热者能解，属寒者能散。痰在皮里膜外，非此不达，在四肢两胁，非此不通。若结胸证，痰涎邪热固结胸中及咳嗽失音，以此同苏子、枳实、瓜蒌、杏仁、芩连为解热下痰汤，诚利气宽胸神剂。"

【现代研究】本品含芥子油苷，内有白芥子苷，还含脂肪油、芥子碱、芥子酶及数种氨基酸。

3. 浙贝母

【性味归经】苦，寒。归肺、心经。

【功效】清热化痰，散结消痈。

【应用】

（1）风热、痰热咳嗽。本品长于清化热痰，降泄肺气，多用于治风热咳嗽及痰热郁肺之咳嗽。

（2）瘰疬，瘿瘤，乳痈疮毒，肺痈。本品苦泄清解热毒，化痰散结消痈，善治痰火瘰疬结核等。

硬皮病凡见肌肤硬肿属痰阻者均可应用浙贝母，如有咳嗽、咳痰更适。注意适当伍用温阳通脉之品，以防性寒伤及阳气。

【用法用量】煎服，3～10g。

【使用注意】反乌头。

【古籍摘要】

《本草正》："大治肺痈、肺痿、咳喘、吐血、衄血，最降痰气，善开郁结，止疼痛，消胀满，清肝火，明耳目，除时气烦热，黄疸，淋闭，便血，溺血；解热毒，杀诸虫及疗喉痹，瘰疬，乳痈发背，一切痈疡肿毒……较之川贝母，清降之功，不啻数倍。"

【现代研究】本品含浙贝母碱等，在低浓度下对支气管平滑肌有明显扩张作用。浙贝母碱及去氢浙贝母碱有明显镇咳作用，还有中枢抑制作用，能镇静、镇痛。

4. 瓜蒌

【性味归经】甘、微苦，寒。归肺、胃、大肠经。

【功效】清热化痰，宽胸散结，润肠通便。

【应用】

（1）痰热咳喘。本品甘寒而润，善清肺热，润肺燥而化热痰、燥痰。

（2）胸痹，结胸。本品能利气开郁，导痰浊下行而奏宽胸散结之效。

（3）肺痈，肠痈，乳痈。

硬皮病多种证型均可应用。

【用法用量】煎服，全瓜蒌 10 ～ 20g，瓜蒌皮 6 ～ 12g，瓜蒌仁 10 ～ 15g 打碎入煎。

【使用注意】本品甘寒而滑，脾虚便溏者及寒痰、湿痰证忌用。不宜与乌头类药材同用。

【古籍摘要】

《名医别录》："主胸痹，悦泽人面。"

《本草纲目》："润肺燥，降火，治咳嗽，涤痰结，利咽喉，止消渴，利大肠，消痈肿疮毒。"

【现代研究】瓜蒌所含皂苷及皮中总氨基酸有祛痰作用；瓜蒌注射液对豚鼠离体心脏有扩冠作用；对垂体后叶引起的大鼠急性心肌缺血有明显的保护作用；并有降血脂作用。对金黄色葡萄球菌、肺炎双球菌、绿脓杆菌、溶血性链球菌及流感杆菌等有抑制作用。

5. 鳖甲

【性味归经】甘、咸，寒。归肝、肾经。

【功效】滋阴潜阳，退热除蒸，软坚散结。

【应用】

（1）肝肾阴虚证。适用于肝肾阴虚所致阴虚内热、阴虚阳亢、阴虚风动诸证；长于退虚热、除骨蒸，治疗温病后期夜热早凉，热退无汗者。

（2）肝脾肿大、胁下痞硬成块等癥瘕积聚。

本品亦能滋养肝肾之阴，还长于软坚散结。应用于硬皮病硬化期，以及肾阴不足、阴虚内热者，需伍用活血理气之品。

【用法用量】煎服，9～24g。宜先煎。本品经砂炒醋淬后，有效成分更容易煎出，还可去其腥气，易于粉碎，方便制剂。

【古籍摘要】

《神农本草经》："主心腹癥瘕坚积，寒热，去痞息肉……"

《本草汇言》："除阴虚热疟，解劳热骨蒸之药也。厥阴血闭邪结，渐至寒热，为癥瘕，为痞胀，为疟疾，为淋沥，为骨蒸者，咸得主之。"

【现代研究】鳖甲能降低实验性甲亢动物血浆 cAMP 含量；能提高淋巴母细胞转化率，延长抗体存在时间，增强免疫功能；能保护肾上腺皮质功能；能促进造血功能，提高血红蛋白含量；能抑制结缔组织增生，故可消散肿块；有防止细胞突变作用；还有一定镇静作用。

6. 牡蛎

【性味归经】咸、涩，微寒。归肝、肾经。

【功效】平肝潜阳，软坚散结，收敛固涩。

【应用】用于肝阳上亢，头晕目眩，痰核瘰疬，癥瘕积聚，滑脱诸症，以及胃痛泛酸。

牡蛎适用于硬皮病肌肤变硬以及胃纳泛酸、汗出过多症状。

【用法用量】煎服，10～30g。宜打碎先煎，除收敛固涩煅用外，余皆生用。

【古籍摘要】

《本草经集注》："味咸，平、微寒，无毒。主治伤寒，寒热，温疟洒洒，惊恚怒气，除拘缓，鼠瘘，女子带下赤白。除留热在关节，荣卫虚热去来不定，烦满，止汗，心痛气结，止渴，除老血，涩大小肠，止大小便，治泄精，喉痹，咳嗽，心胁下痞热。久服强骨节，杀邪鬼，延年。"

五、活血化瘀药

在硬皮病的发病过程中，瘀血痰凝互结是很重要的病机，也贯穿于疾病始终。叶天士在《临证指南医案》中指出："经年宿病，病必在络。""久病入络，气血不行。"故而络中瘀血是致病的一个关键环节。治疗硬皮病病久不愈，离不开活血化瘀药。此类药物具有畅通血行、消散瘀血的作用，同时兼有破血逐瘀的作用。在硬皮病治疗中，活血化瘀药往往配合化痰散结药，共奏消痰破瘀功效。活血药可增强纤维蛋白溶解活性，抑制血小板聚集，降低血管通透性，防止微小血栓形成，有助于改善肌肤的血供，使肌肤恢复弹性。

1. 川芎

【性味归经】辛，温。归肝、胆、心包经。

【功效】活血行气，祛风止痛。

【应用】

（1）血瘀气滞痛证。本品辛散温通，既能活血化瘀，又能行气止痛，具通达气血功效，故治气滞血瘀之胸胁、腹部诸痛。

（2）风湿痹痛。本品辛散温通，能祛风通络止痛，又可治风湿痹痛。常配独活、秦艽、防风、桂枝等药同用，如独活寄生汤（《备急千金要方》）。

川芎为血中之气药，辛散温通，能祛风通络止痛，善治硬皮病气滞血瘀、痰瘀阻络证，其他证型也常应用。

【用法用量】煎服，3～9g。

【使用注意】阴虚火旺，多汗，热盛及无瘀之出血证和孕妇慎用。

【古籍摘要】

《本草汇言》："芎穷，上行头目，下调经水，中开郁结，血中气药。尝为当归所使，非第治血有功，而治气亦神验也……味辛性阳，气善走窜而无阴凝黏滞之态，虽入血分，又能去一切风，调一切气。"

【现代研究】现代研究表明，川芎嗪能扩张冠状动脉，增加冠状动脉血流量，改善心肌的血氧供应，并降低心肌的耗氧量；川芎嗪可扩张脑血管，降低血管阻力，显著增加脑及肢体血流量，改善微循环；能降低血小板表面活性，抑制血小板凝集，预防血栓的形成；能抑制多种杆菌；有抗组织胺和利胆作用。

2. 赤芍

【性味归经】微寒，苦。归肝经。

【功效】清热凉血，散瘀止痛。

【应用】

（1）目赤肿痛，痈肿疮疡。本品苦寒入肝经而清肝火，可用治肝经风热目赤肿痛、羞明多眵。本品有清热凉血、散瘀消肿之功，治热毒壅盛，痈肿疮疡。

（2）血瘀诸证。本品苦寒入肝经血分，有活血散瘀止痛之功，治肝郁血滞之胁痛；治血滞经闭痛经、癥瘕腹痛。

硬皮病出现皮肤色暗、溃疡、关节刺痛、舌紫暗、脉细涩等血瘀诸证可用。

【用法用量】煎服，10～20g。

【使用注意】血寒经闭不宜用。反藜芦。

【古籍摘要】

《神农本草经》："主邪气腹痛，除血痹，破坚积，寒热疝瘕，止痛，利小便。"

《本草求真》："赤芍与白芍主治略同，但白则有敛阴益营之力，赤则止有散邪行血之意；白则能于土中泻木，赤则能于血中活滞。故凡腹痛坚积，血瘕疝痹，经闭目赤，因于积热而成者，用此则能凉血逐瘀，与白芍主补无泻，大相远耳。"

【现代研究】现代药理研究，赤芍具有抗炎、抗凝血、免疫调节等作用。

3. 丹参

【性味归经】苦，微寒。归心、心包、肝经。

【功效】活血调经，祛瘀止痛，凉血消痈，除烦安神。

【应用】闭经痛经，产后瘀滞腹痛；血瘀心痛、脘腹疼痛、癥瘕积聚、跌打损伤及风湿痹证。

本品善能活血祛瘀，性微寒而缓，能祛瘀生新而不伤正，善调经水，为妇科调经常用药。通行血脉，祛瘀止痛，广泛应用于各种瘀血病证。

丹参内外兼顾，流通气血，消散郁结，适合硬皮病阴虚热毒、气滞郁结、血瘀痰阻的病机特点。

【用法用量】煎服，5～15g。活血化瘀宜酒炙用。

【使用注意】反藜芦。孕妇慎用。

【古籍摘要】

《本草便读》："丹参，功同四物，能祛瘀以生新，善疗风而散结，性平和而走血……味甘苦以调经，不过专通营分。丹参虽有参名，但补血之力不足，活血之力有余，为调理血分之首药。其所以疗风痹去结积者，亦血行风自灭，血行则积自行耳。"

【现代研究】动物实验的药理研究中，丹参对于改善心肌缺血，改善眼球结膜和肠系膜微循环，消除关节肿等作用均得到了证实。其能改善微循环，促进血液流速；能扩张血管，降低血压；能改善血液流变性，降低血液黏度，抑制血小板和凝血功能，激活纤溶，对抗血栓形成；能保护红细胞膜；能调节血脂，抑制动脉粥样硬化斑块的形成；有抗肝纤维化作用及改善肾功能、保护缺血性肾损伤的作用。

4. 红花

【性味归经】辛，温。归心、肝经。

【功效】活血通经，祛瘀止痛。

【应用】

（1）癥瘕积聚。本品能活血通经，祛瘀消癥，可治疗癥瘕积聚，常配伍三棱、莪术、香附等药。

（2）胸痹心痛，血瘀腹痛，胁痛。本品能活血通经，祛瘀止痛，善治瘀阻心腹胁痛。

（3）斑疹色暗，热郁血瘀者。

因其活血之力强，可用于硬皮病多个证型，气滞、血瘀、痰阻者均可，尤其适用于皮肤色紫暗者。

【用法用量】煎服，3～10g。外用适量。

【使用注意】孕妇忌用。有出血倾向者慎用。

【古籍摘要】

《本草衍义补遗》："红花，破留血，养血。多用则破血，少用则养血。"

《本草汇言》："红花，破血、行血、和血、调血之药也。"

【现代研究】本品有轻度兴奋心脏、降低冠脉阻力、增加冠脉流量和心肌营养性血流量的作用；本品可保护和改善心肌缺血，缩小心肌梗死范围；红花黄色素分离物能对抗心律失常；煎剂、水提液、红花黄色素等能扩张周围血管，降低血压；其能抑制血小板聚集，增强纤维蛋白溶解，降低全血黏度；注射液、醇提物、红花苷能显著提高耐缺氧能力，对缺血乏氧性脑病有保护作用。此外，红花醇提物和水提物有抗炎作用；红花黄色素有免疫抑制作用。

5. 鸡血藤

【性味归经】苦、微甘，温。归肝、肾经。

【功效】行血补血，调经，舒筋活络。

【应用】风湿痹痛，手足麻木，肢体瘫痪及血虚萎黄。本品行血养血，舒筋活络，为治疗经脉不畅、络脉不和病证的常用药。如治风湿痹痛，肢体麻木，可配伍祛风湿药，如独活、威灵仙、桑寄生等；治中风手足麻木，肢体瘫痪，常配伍益气活血通络药，如黄芪、丹参、地龙等；治血虚不养筋之肢体麻木及血虚萎黄，多配益气补血药之黄芪、当归等。

鸡血藤对气滞血瘀、痰瘀阻络以及血虚之硬皮病，均可适用。

【用法用量】煎服，10～30g。或浸酒服，或熬膏服。

【古籍摘要】

《本草纲目拾遗》："其藤最活血，暖腰膝，已风瘫。""壮筋骨，已酸痛，和酒服……治老人气血虚弱，手足麻木，瘫痪等证；男子虚损，不能生育及遗精白浊……妇人经血不调，赤白带下；妇人干血劳及子宫虚冷不受胎。"

【现代研究】鸡血藤水提醇沉制剂能增加实验动物股动脉血流量，降低血管阻力，对血小板聚集有明显抑制作用；水煎剂可降低动物胆固醇，明显对抗动脉粥样硬化病变；水提物及酊剂有明显的抗炎作用，并对免疫系统有双向调节功能。

6. 莪术

【性味归经】辛、苦，温。归肝、脾经。

【功效】破血行气，消积止痛。

【应用】用于气滞血瘀所致的癥瘕积聚、经闭、心腹瘀痛等，食积脘腹胀痛，以及跌打损伤、瘀肿疼痛。

莪术有破血散结之功，适用于硬皮病痰瘀阻络证，皮肤变硬色暗甚或萎缩者。

【用法用量】煎服，6～9g。醋制后可加强祛瘀止痛作用；外用适量。

【使用注意】孕妇忌用。有出血倾向者及月经过多者忌用。

7. 水蛭

【性味归经】咸、苦，平；有小毒。归肝经。

【功效】破血，逐瘀，消癥。

【应用】用于癥瘕积聚、血瘀闭经、跌打损伤。适合治疗硬皮病出现肢端变色疼痛，筋脉拘挛。

【用法用量】入煎剂，1.5～3g；研末服0.3～0.5g；或入丸、散。外用适量。

【现代研究】本品具有防止血栓形成并溶解血栓的作用；可减轻周围炎症和水肿，改善局部血流循环；降低血小板活性，抑制血小板的释放、聚集、黏附，而具有抗凝血、抗血小板作用。

六、清热药

清热药具有清热泻火、燥湿、凉血、解毒及清虚热等功效。在硬皮病发病早期，因感湿热而致四肢末端肿胀或水肿，适用清热药以达清热解毒、祛湿消肿之效。

1. 金银花

【性味归经】甘，寒。归肺、心、胃经。

【功效】清热解毒，疏散风热。

【应用】本品甘寒，芳香疏散，善散肺经热邪，透热达表，可治外感风热或温病初起，身热头痛，咽痛口渴。本品又善清热解毒，散痈消肿，为治一切内痈外痈之要药。尚可用于热毒血痢。

金银花用于硬皮病偏于热盛者，如湿热阻络、风湿痹阻者，多见于疾病早期，多与祛湿剂合用。

【用法用量】煎服，10～15g。疏散风热、清泄里热以生品为佳；炒炭宜用于热毒血痢；露剂多用于暑热烦渴。

【使用注意】脾胃虚寒及气虚疮疡脓清者忌用。

【古籍摘要】

《本草纲目》："一切风湿气，及诸肿毒、痈疽疥癣、杨梅诸恶疮。散热解毒。"

《本经逢原》："金银花，解毒去脓，泻中有补，痈疽溃后之圣药。但气虚脓清，食少便泻者勿用。"

【现代研究】现代研究证明金银花药理作用广泛，具有广谱抗菌作用。金银花煎剂能促进白细胞的吞噬作用，有明显的抗炎及解热作用。此外还有抑菌、杀菌、抗病毒、抗过敏、肝脏保护作用。

2. 土茯苓

【性味归经】甘、淡，平。归肝、胃经。

【功效】解毒除湿，通利关节。

【应用】本品甘淡，解毒利湿，通利关节，可用于风湿之肢体拘挛、筋骨疼痛；以及湿热引起的热淋、带下、湿疹瘙痒、痈肿疮毒等。

本品清热解毒，兼可消肿散结，用于硬皮病偏于热盛、湿热者，可除关节疼痛等症状。

【用法用量】煎服，15～60g。外用适量。

【使用注意】肝肾阴虚者慎服。服药时忌茶。

【古籍摘要】

《本草正义》："土茯苓，利湿去热，能入络，搜剔湿热之蕴毒。其解水银、轻粉毒者，彼以升提收毒上行，而此以渗利下导为务，故专治杨梅毒疮，深入百络，关节疼痛，甚至腐烂，又毒火上行，咽喉痛溃，一切恶症。"

【现代研究】土茯苓的主要化学成分含菝葜皂苷类和提果皂苷元、鞣质，其主要药理作用有抗癌、保护心血管系统、利尿、镇痛、保护肝损伤以及解毒等。本品可通过影响 T 淋巴细胞释放淋巴因子的炎症过程而选择性地抑制细胞免疫反应，而不抑制 B 细胞介导的体液免疫，不同于激素类药物。

3. 黄芩

【性味归经】苦，寒。归肺、胃、胆、大肠经。

【功效】清热燥湿，泻火解毒，凉血止血，除热安胎。

【应用】发热烦渴、肺热咳嗽、泻痢热淋、湿热黄疸、胎动不安和痈肿疮毒等症。

黄芩用于硬皮病偏于热盛、湿热，或有肺热咳嗽者。

【用法用量】煎服，3～10g。清热多生用，安胎多炒用，清上焦热可酒炙用，止血可炒炭用。

【使用注意】本品苦寒伤胃，脾胃虚寒者不宜使用。

【古籍摘要】

《神农本草经》："主诸热黄疸，肠澼泄痢，逐水，下血闭，恶疮疽蚀火疡。"

《本草正》："枯者清上焦之火，消痰利气，定喘咳，止失血，退往来寒热，风热湿热，头痛，解瘟疫，清咽，疗肺痿、乳痈发背，尤祛肌表之热，故治斑疹、鼠瘘、疮疡、赤眼；实者凉下焦之热，能除赤痢，热蓄膀胱，五淋涩痛，大肠闭结，便血，漏血。"

【现代研究】现代研究表明，黄芩中含有黄芩素、黄芩苷、汉黄芩素、汉黄芩苷等黄酮类成分，具有抗炎、抗菌、抗氧化、抗过敏、镇痛、保肝等多种活性。

七、息风通络虫类药

硬皮病病机重在经络痹阻不通，在治疗时要注重通络。常用地龙、全蝎、穿山甲、僵蚕等血肉有情之品以破瘀通络，但要注意用量，不可久服，以免耗伤气血。

1. 全蝎

【性味归经】辛，平；有毒。归肝经。

【功效】息风止痉，攻毒散毒，通络止痛。

【应用】

（1）痉挛抽搐。本品主入肝经，性善走窜，既平息肝风，又搜风通络，兼具息风止痉及搜风止痉之效，可用治各种原因之痉挛抽搐。

（2）本品味辛、有毒，辛以散结，以毒攻毒。用于疮疡肿毒，瘰疬结核。

（3）风湿顽痹，偏正头痛。全蝎性善走窜，具有搜风通络止痛功效，对风寒湿痹久治不愈，筋脉拘挛，甚则关节变形之顽痹，作用颇佳。

本品搜风剔络，散结之力大，用于硬皮病筋脉拘挛、关节变形、肢体麻木、四肢不温等脉络瘀阻者。

【用法用量】煎服，2～5g；研末吞服，每次0.6～1g。外用适量。

【使用注意】本品有毒，用量不宜过大，孕妇慎用。

【古籍摘要】

《本草求真》："全蝎，专入肝祛风，凡小儿胎风法搐，大人半身不遂，口眼㖞斜，语言謇涩，手足抽掣，疟疾寒热，耳聋，带下，皆因外风内客，无不用之。"

【现代研究】动物实验证明全蝎有抗惊厥作用，也可使清醒动物产生镇静。全蝎浸剂及煎剂可显著而持久地降低犬、兔的血压。蝎毒可使呼吸麻痹，还可抗癫痫。全蝎提取物可抗血栓形成、抗肿瘤等。

2. 地龙

【性味归经】咸，寒。归肝、脾、膀胱经。

【功效】清热定惊，通络，平喘，利尿。

【应用】

（1）气虚血滞，半身不遂。本品性走窜，善于通行经络，常与黄芪、当归、川芎等补气活血药配伍，治疗中风后气虚血滞、经络不利、半身不遂、口眼㖞斜等症，如补阳还五汤。

（2）痹证。本品长于通络止痛，适用于多种原因导致的经络阻滞、血脉不畅、肢节不利之症。

硬皮病多个时期均可应用，尤以痰瘀阻络、气滞血瘀、湿热阻络者更宜，出现肢体疼痛，活动不利，雷诺征；气血亏虚、脾肾阳虚者慎用，或酌量伍用。

【用法用量】煎服，4.5～9g；鲜品 10～20g；研末吞服，每次 1～2g。

【古籍摘要】

《本草拾遗》："疗温病大热，狂言，主天行诸热，小儿热病癫痫。"

《本草纲目》："性寒而下行，性寒故能解诸热疾，下行故能利小便，治足疾而通经络也。""主伤寒疟疾，大热狂烦，及大人小儿小便不通，急慢惊风，历节风痛。"

【现代研究】地龙水煎液及地龙解热碱有良好的解热作用；热浸液、醇提取物对小鼠和家兔均有镇静、抗惊厥作用；广地龙次黄嘌呤具有显著的舒张支气管作用，并能拮抗组织胺及毛果芸香碱对支气管的收缩作用；广地龙酊剂、干粉混悬液、热浸液、煎剂等，均有缓慢而持久的降压作用；地龙提取物具有纤溶和抗凝作用。此外，地龙还具有增强免疫、抗肿瘤、抗菌、利尿、兴奋子宫及肠平滑肌作用。

3. 僵蚕

【性味归经】咸、辛，平。归肝、肺、胃经。

【功效】息风止痉，祛风止痛，化痰散结。

【应用】本品咸辛平，入肝、肺二经，既能息风止痉，又能化痰定惊，故对惊风、癫痫而夹痰热者尤为适宜。

本品味咸，能软坚散结，又兼可化痰，故可用治痰核、瘰疬，可单用为末，或与浙贝母、夏枯草、连翘等化痰散结药同用。

硬皮病各个时期均可应用，尤以皮肤硬肿期、硬化期更宜，表现为皮肤粗糙硬化，关节僵痛。

【用法用量】煎服，5～9g；研末吞服，每次 1～1.5g。散风热宜生用，其他多制用。

【古籍摘要】

《本草纲目》："散风痰结核、瘰疬、头风、风虫齿痛，皮肤风疮，丹毒作痒……一切金疮，疔肿风痔。"

【现代研究】僵蚕醇水浸出液对小鼠、家兔均有催眠、抗惊厥作用；其提取液在体内外均有较强的抗凝作用；僵蚕粉有较好的降血糖作用；体外试验，对金黄色葡萄球菌、绿脓杆菌有轻度的抑菌作用，其醇提取物体外可抑制人体肝癌细胞的增殖，可用于直肠瘤型息肉的治疗。

4. 乌梢蛇

【性味归经】甘，平。归肝经。

【功效】祛风通络，定惊止痉。

【应用】主治风湿顽痹，肌肤麻木，筋脉拘挛，肢体瘫痪，破伤风，麻风，风疹疥癣。治疗硬皮病见肢体僵硬，手足行动迟缓。

【用法用量】煎服，5～10g；散剂，每次 2～3g。

【古籍摘要】

《开宝本草》："主诸风瘙瘾疹，疥癣，皮肤不仁，顽痹诸风。"

【现代研究】乌梢蛇提取物具有镇痛、抗炎、抗蛇毒、镇静和抗惊厥作用。

第二节　常用方剂

1. 蠲痹汤

【出处】《医学心悟》。

【组成】羌活 10g，独活 10g，桂心 5g，秦艽 10g，当归 30g，川芎 7g，

甘草（炙）5g，海风藤 20g，桑枝 30g，乳香 8g，木香 8g。

【煎服方法】加姜、枣煎，水煎服。

【功效主治】祛风除湿，蠲痹止痛。主治风寒湿三气合而成痹者，症见肩项痹痛、举动艰难、手足麻木等。

本方用于硬皮病初期或以风湿阻络为主者。

【方解】辛能散寒，风能胜湿，本方用羌活、独活、桂心、秦艽、海风藤、桑枝祛风除湿散寒；气通则血活，血活则风散，方中川芎可理血中之气，配木香理气通络，合以当归、川芎、乳香养血活血止痛，行血除风寒湿；桑枝又可引药达上肢；甘草调和诸药。服本方可使风痹之证得以迅速免除，故名"蠲痹汤"。诸药合用，共奏祛风除湿、蠲痹止痛的作用。

【名家论述】

程钟龄："痹者，痛也。风、寒、湿三气杂至，合而为痹也……通用蠲痹汤加减主之……蠲痹汤，通治风、寒、湿三气，合而成痹。风气胜者，更加秦艽、防风。寒气胜者，加附子。湿气胜者，加防己、萆薢、苡仁。痛在上者，去独活，加荆芥。痛在下者，加牛膝。间有湿热者，其人舌干、喜冷、口渴、溺赤、肿处热辣，此寒久变热也，去肉桂，加黄柏三分。"（《医学心悟》）

【现代研究】以蠲痹汤为基本方，水煎服，1 个月为 1 个疗程；之后研末制成胶囊，每次 2～3 粒，3 次 / 日，口服。治疗 21 例局限性硬皮病，显效 13 例，有效 6 例，无效 2 例。

2.阳和汤

【出处】《外科证治全生集》。

【组成】熟地黄 30g，肉桂（去皮，研粉）3g，麻黄 2g，鹿角胶 9g，白芥子 6g，姜炭 2g，生甘草 3g。

【煎服方法】加水煎服。

【功效主治】温阳补血，散寒通滞。治阴疽，症如贴骨疽、脱疽、流注、痰核、鹤膝风等，患处漫肿无头，皮色不变，酸痛无热，口中不渴，舌淡苔白，脉沉细或迟细。

本方应用于硬皮病寒凝肌肤之证。

【方解】阴疽一证多由素体阳虚，营血不足，寒凝痰滞，痹阻于肌肉、筋骨、血脉而成。阴寒为病，故局部肿势弥漫、皮色不变；酸痛无热，并可伴有全身虚寒症状；舌淡苔白，脉沉细亦为虚寒之象。治宜温阳补血，散寒通滞。方中重用熟地黄温补营血，填精补髓；鹿角胶温肾阳，益精血。二药合用，温阳补血，共为君药。肉桂、姜炭药性辛热，均入血分，温阳散寒，温通血脉，为臣药。白芥子辛温，可达皮里膜外，温化寒痰，通络散结；少量麻黄，辛温达卫，宣通毛窍，开肌腠，散寒凝，为佐药。方中鹿角胶、熟地黄得姜、桂、芥、麻之宣通，则补而不滞；麻、芥、姜、桂得熟地黄、鹿角胶之滋补，则温散而不伤正。生甘草为使，解毒而调诸药。综观本方，温阳与补血并用，祛痰与通络相伍，可使阳虚得补，营血得充，寒凝痰滞得除，治疗阴疽犹如仲春温暖和煦之气，普照大地，驱散阴霾，而布阳和，故以"阳和汤"名之。

【名家论述】

马培之："此方治阴证，无出其右，用之得当，应手而愈。乳岩万不可用，阴虚有热及破溃日久者，不可沾唇。"（《重校外科证治全生集》）

【现代研究】

（1）现代本方常用于治疗骨结核、腹膜结核、慢性骨髓炎、骨膜炎、慢性淋巴结炎、类风湿关节炎、血栓闭塞性脉管炎、肌肉深部脓疡等属阴寒凝滞者。

（2）采用加味阳和汤治疗系统性硬皮病16例，肿胀硬化、雷诺征等明显好转，总有效率81.25%。治疗后血管内皮细胞水平降低，皮质醇水平升高，与治疗前比较有显著差异（$P < 0.01$）。

（3）抗炎镇痛作用：现代实验研究显示，阳和汤能显著抑制冰醋酸引起的扭体反应，延长痛觉反应时间，明显抑制二甲苯所致鼠耳肿胀，其抗炎、镇痛作用明确。

3. 当归四逆汤

【出处】《伤寒论》。

【组成】当归 12g，桂枝 9g，白芍 9g，细辛 1.5g，炙甘草 5g，通草 3g，大枣 8 枚。

【煎服法】上七味，以水八升，煮取三升，去滓。温服一升，日三服（现代用法：水煎服）。

【功效主治】温经散寒，养血通脉。主治血虚寒厥证，症见手足厥寒，或腰、股、腿、足、肩臂疼痛，口不渴，舌淡苔白，脉沉细或细而欲绝。

本方应用于硬皮病寒凝血脉、肌肤失养之证，特别对于有雷诺征者。

【方解】本方证由营血虚弱，寒凝经脉，血行不利所致。素体血虚而又经脉受寒，寒邪凝滞，血行不利，阳气不能达于四肢末端，营血不能充盈血脉，遂呈手足厥寒、脉细欲绝。此手足厥寒只是指掌至腕、踝不温，与四肢厥逆有别。治当温经散寒，养血通脉。本方以桂枝汤去生姜，倍大枣，加当归、通草、细辛组成。方中当归甘温，养血和血；桂枝辛温，温经散寒，温通血脉，为君药。细辛温经散寒，助桂枝温通血脉；白芍养血和营，助当归补益营血，共为臣药。通草通经脉，以畅血行；大枣、甘草益气健脾养血，共为佐药。重用大枣，既合归、芍以补营血，又防桂枝、细辛燥烈太过，伤及阴血。甘草兼调药性而为使药。全方共奏温经散寒、养血通脉之效。本方的配伍特点是温阳与散寒并用，养血与通脉兼施，温而不燥，补而不滞。

【名家论述】

许宏："阴血内虚，则不能荣于脉，阳气外虚，则不能温于四末，故手足厥寒，脉细欲绝也。故用当归为君，以补血，以芍药为臣，辅之而养营气；以桂枝、细辛之苦，以散寒湿气为佐；以大枣、甘草为使，而益其中，补其不足；以通草之淡而能行其脉道与厥也。"（《金镜内台方议》）

吴谦："此方取桂枝汤君以当归者，厥阴主肝为血室也；佐细辛味极辛，能达三阴，外温经而内温脏；通草其性极通，善开关节，内通窍而外通营；倍加大枣，即建中加饴用甘之法；减去生姜，恐辛过甚而迅散也。"（《医宗金鉴》）

【现代研究】

（1）现代本方常用于血栓闭塞性脉管炎、无脉症、雷诺病、小儿麻痹、冻疮、妇女痛经、肩周炎、风湿性关节炎等属血虚寒凝者。

（2）采用当归四逆汤干预 15 名硬皮病患者，持续治疗 2 年以上，症状明显改善者 8 例，症状好转者 5 例，未坚持服药者 2 例。

（3）实验研究显示，当归四逆汤能使模型小鼠的皮肤硬化得到改善，对其皮肤组织中的 CTGF、TGF-β 含量有降低作用。

4. 宣痹汤

【出处】《温病条辨》。

【组成】防己 15g，杏仁 15g，滑石 15g，薏苡 15g，连翘 9g，山栀子 9g，半夏 9g，蚕沙 9g，赤小豆皮 9g（取五谷中之赤小豆，凉水浸，取皮用）。

【煎服法】上药用水 1.6L，煮取 600mL，分三次温服。

【功效主治】清化湿热，宣痹通络。主治湿热痹证。湿聚热蒸，阻于经络，寒战发热，骨节烦疼，面色萎黄，小便短赤，舌苔黄腻或灰滞。

本方用于硬皮病初期以湿热阻络证为主者。

【方解】宣痹汤中以防己为主，入经络而祛经络之湿，通痹止痛；配伍杏仁开宣肺气、通调水道，助水湿下行；滑石利湿清热，赤小豆、薏苡淡渗利湿，引湿热从小便而解，使湿行热去；半夏、蚕沙和胃化浊，制湿于中，蚕沙尚能祛风除湿、行痹止痛；薏苡仁还有行痹止痛之功；更用山栀子、连翘泻火、清热解毒，助解骨节热炽烦痛。全方用药，通络、祛湿、清热俱备，分消走泄，配伍周密妥当。

从组成上分析，宣痹汤应为加减木防己汤和三仁汤的合方。加减木防己汤是吴鞠通所推崇的"治痹"祖方，其中木防己祛风除湿、通络止痛，在方中发挥最重要的作用。在风湿热痹的治疗中，病位的核心在于介于肌表和脏腑之间的经络，单纯采用祛在表之风和利脏腑之湿的治法，均不能有效去除羁留于经络的病邪。因此，本方在运用其利湿化湿的同时，更加突出防己入经络而祛湿的功效，增强除痹之力。至于湿热交织为病，三仁汤就是利湿清热的典范，宣痹汤中宣上、畅中、渗下的配伍思想，与三仁汤一脉相承。

【名家论述】

吴鞠通："风寒湿三者合而为痹。《金匮》谓：经热则痹。盖《金匮》诚补《内经》之不足。痹之因于寒者固多，痹之兼乎热者，亦复不少，合参二经原文，细验于临证之时，自有权衡……此条以舌灰目黄，知其为湿中生热，寒战热炽，知其在经络；骨骱疼痛，知其为痹证。若泛用治湿之药，而不知循经入络，则罔效矣。故以防己急走经络之湿，杏仁开肺气之先，连翘清气分之湿热，赤豆清血分之湿热，滑石利窍而清热中之湿，山栀肃肺而泻湿中之热，薏苡淡渗而主挛痹，半夏辛平而主寒热，蚕沙化浊道中清气，痛甚加片子姜黄、海桐皮者，所以宣络而止痛也。"（《温病条辨》）

【现代研究】现代研究表明，本方具有很好的抗炎、解热作用；能麻痹骨骼肌，有镇痛作用；能降低血尿酸；可调整免疫功能；对改善微循环，分解关节粘连，促进组织液回流、吸收也具有显著的作用。通过建立胶原性关节炎模型，观察宣痹汤对关节炎模型小鼠足肿胀的影响。结果宣痹汤高、中、低剂量组均能降低醋酸扭体次数，均能缓解胶原性关节炎小鼠足肿胀程度，与模型组比较有统计学意义（$P < 0.05$）。宣痹汤方具有较好的抗炎镇痛作用。西医学认为，风湿中有一大类源于感染，采用抗生素治疗颇为有效。宣痹汤所治疗的"发热恶寒，关节红肿疼痛"，症状与感染密切相关，而方中的连翘、栀子等明确的抗菌作用，对纠正感染具有重要意义。

5. 四妙勇安汤

【出处】《验方新编》。

【组成】金银花 90g，玄参 90g，当归 30g，甘草 15g。

【煎服法】水煎服，一连十剂。药味不可少，减则不效，并忌抓擦为要。

【功效主治】清热解毒，活血止痛。主治热毒炽盛之脱疽。症见患肢暗红微肿灼热，溃烂腐臭，疼痛剧烈，或见发热口渴，舌红脉数。

本方用于硬皮病湿热证明显者，需伍用凉血通络之品。

【方解】四妙勇安汤所治脱疽，部位是在四肢远端，尤以下肢为多见。本方证是由热毒化火内郁而成，火毒内阻，血行不畅，瘀滞筋脉，所以患处红肿灼热且痛，溃烂腐臭。方中重用金银花清热解毒为君；玄参滋阴清热，泻火解毒为臣；当归活血和营散瘀为佐；生甘草清解百毒，配银花以加强清热解毒之力，又能调和诸药为使。四药合用，共收清热解毒、活血通脉之功，使能毒解、血行、肿消、痛止。本方具有量大力专、连续服用的特点。

【名家论述】

华佗："此疾发于手指或足趾之端，先疹而后痛，甲现黑色，久则溃败，节节脱落……内服药用金银花三两，玄参三两，当归二两，甘草一两，水煎服。"（《神医秘传》）

【现代研究】四妙勇安汤现用于血栓闭塞性脉管炎、动脉栓塞性坏疽、栓塞性大静脉炎等属于热毒型者。实验研究四妙勇安汤有明显的镇痛作用，还有一定的抗病原微生物、抗炎、抗氧化、免疫促进及调节、保肝利胆、降血脂作用，同时能改善心功能，改善循环，改善血液流变学特性，有防止血栓形成和溶栓的作用，因此对闭塞性脉管炎、动脉栓塞、动脉硬化性闭塞症应有一定治疗作用，必要时加入丹参、川芎等活血药可能对上述疾病的治疗更有益。

6. 血府逐瘀汤

【出处】《医林改错》。

【组成】桃仁12g，红花9g，当归9g，生地黄9g，川芎5g，赤芍6g，牛膝9g，桔梗5g，柴胡3g，枳壳6g，甘草3g。

【煎服法】水煎服。

【功效主治】活血化瘀，行气止痛。主治胸中血瘀证。症见胸痛，头痛，日久不愈，痛如针刺而有定处，或呃逆日久不止，或饮水即呛，干呕，或内热瞀闷，或心悸怔忡，失眠多梦，急躁易怒，入暮潮热，唇暗或两目暗黑，舌质暗红，或舌有瘀斑、瘀点，脉涩或弦紧。

本方适用于硬皮病气滞血瘀、痰瘀阻络证，在其他证型中亦可酌量选用，取其活血通络之意。

【方解】本方主治诸症皆为瘀血内阻胸部，气机郁滞所致，即王清任所称"胸中血府血瘀"之证。胸中为气之所宗，血之所聚，肝经循行之分野。血瘀胸中，气机阻滞，清阳郁遏不升，则胸痛、头痛日久不愈，痛如针刺，且有定处；胸中血瘀，影响及胃，胃气上逆，故呃逆干呕，甚则水入即呛；瘀久化热，则内热瞀闷，入暮潮热；瘀热扰心，则心悸怔忡，失眠多梦；郁滞日久，肝失条达，故急躁易怒；至于唇、目、舌、脉所见，皆为瘀血征象。治宜活血化瘀，兼以行气止痛。方中桃仁破血行滞而润燥，红花活血祛瘀以止痛，共为君药。赤芍、川芎助君药活血祛瘀；牛膝活血通经，祛瘀止痛，引血下行，共为臣药。生地黄、当归养血益阴，清热活血；桔梗、枳壳，一升一降，宽胸行气；柴胡疏肝解郁，升达清阳，与桔梗、枳壳同用，尤善理气行滞，使气行则血行，以上均为佐药。桔梗并能载药上行，兼有使药之用；甘草调和诸药，亦为使药。全方配伍，特点有三：一为活血与行气相伍，既行血分瘀滞，又解气分郁结；二是祛瘀与养血同施，则活血而无耗血之虑，行气又无伤阴之弊；三为升降兼顾，既能升达清阳，又可降泄下行，使气血和调。合而用之，使血活瘀化气行，则诸症可愈，为治胸中血瘀证之良方。

【名家论述】

王清任："头痛，胸痛，胸不任物，胸任重物，天亮出汗，食自胸右下，心里热（名曰灯笼病），瞀闷，急躁，夜睡梦多，呃逆，饮水即呛，不眠，小儿夜啼，心跳心忙，夜不安，俗言肝气病，干呕，晚发一阵热。"（《医林改错》）

唐宗海："王清任著《医林改错》，论多粗舛，惟治瘀血最长。所立三方，乃治瘀血活套方也。一书中惟此汤歌诀'血化下行不作痨'句颇有见识。凡痨所由成，多是瘀血为害，吾于血症诸门，言之纂详，并采此语为印证。"（《血证论》）

【现代研究】

（1）本方常用于冠心病心绞痛、风湿性心脏病、胸部挫伤及肋软骨炎之胸痛，以及脑血栓形成、高血压病、高脂血症、血栓闭塞性脉管炎、神经官能症和脑震荡后遗症之头痛、头晕等属瘀阻气滞者。

（2）实验研究证实，血府逐瘀汤具有活血化瘀、改善微循环、增加组织器官血流灌流量的效应；能显著抑制大鼠实验性血栓的形成；具有抗缺氧作用和显著的镇痛作用。

（3）临床研究：血府逐瘀汤治疗局限性硬皮病与激素相比较两组无明显差异，血清 sIL-2R、TNF-α 水平两组均较治疗前有明显降低。

7. 活络效灵丹

【出处】《医学衷中参西录》。

【组成】当归 15g，丹参 15g，生明乳香 15g，生明没药 15g。

【煎服法】上四味，作汤服。若为散剂，上药全研细末，一剂分作四次服，温酒送下。亦可水泛为丸。

【功效主治】活血祛瘀，通络止痛。主治气血瘀滞，心腹疼痛，腿臂疼痛，跌打瘀肿，内外疮疡，以及癥瘕积聚等。广泛应用于硬皮病各个证型。

本方活血通络止痛，主治气滞血瘀及痰瘀阻络证，寒凝肌肤亦可应用，其他证型有瘀血征象者也可配伍其中。非有瘀血者慎用。

【方解】方中当归、丹参活血化瘀，通络止痛，兼以养血；配伍乳香、没药以增强活血行气、消肿定痛之效。四药成方，有活血通络、化瘀止痛之能，是伤骨科活血止痛常用的基础方剂。

【名家论述】

张锡纯："腿疼加牛膝。臂疼加连翘。妇女瘀血腹疼，加生桃仁（带皮尖作散服炒用）、生五灵脂。疮红肿属阳者，加金银花、知母、连翘。白硬属阴者，加肉桂、鹿角胶（若恐其伪可代以鹿角霜）。疮破后生肌不速者，加生黄（但加黄恐失于热）、知母、甘草。脏腑内痛，加三七（研细冲服）、牛蒡子。"（《医学衷中参西录》）。

【现代研究】

（1）本方常用于治疗如头痛、腹痛、腰腿肢体疼痛、外伤性疼痛等，妇科疾病如盆腔炎、痛经，以及糖尿病、高脂血症、消化性溃疡属气滞血瘀及痰瘀阻络者。

（2）实验研究证实，活络效灵丹对于多种痛证具有良好的抗炎、镇痛、消肿作用。活络效灵丹还能抑制高脂喂饲家兔动脉粥样硬化形成，对乳鼠心肌细胞缺氧／复氧损伤起到保护作用。

8. 身痛逐瘀汤

【出处】《医林改错》。

【组成】秦艽 3g，川芎 6g，桃仁 9g，红花 9g，甘草 6g，羌活 3g，没药 6g，当归 9g，五灵脂 6g（炒），香附 3g，牛膝 9g，地龙 6g（去土）。

【煎服法】水煎服。若微热，加苍术、黄柏；若虚弱，量加黄芪 30 ～ 60g。

【功效主治】活血祛瘀，祛风除湿，通痹止痛。主治瘀血夹风湿，经络痹阻，肩痛、臂痛、腰腿痛，或周身疼痛，经久不愈者。

本方与血府逐瘀汤一样，应用于硬皮病伴有血瘀证者，更善解病变部位疼痛或肢体痹痛。

【方解】方中秦艽、羌活祛风除湿；桃仁、红花、当归、川芎活血祛瘀；没药、灵脂、香附行气血，止疼痛；牛膝、地龙疏通经络以利关节；甘草调和诸药。共奏活血祛瘀、祛风除湿、蠲痹止痛之功。

【名家论述】

王清任："凡肩痛、臂痛、腰疼、腿疼或周身疼痛，总名曰痹证。明知受风寒，用温热发散药不愈；明知有湿热，用利湿降火药无功。久而肌肉消瘦，议沦阴亏，遂用滋阴药，又不效。至此便云病在皮脉，易于为功；病在筋骨，实难见效。因不忍风寒湿热入皮肤，何处作痛。入于气管，痛必流走；入于血管，痛不移处。如论虚弱，是因病而致虚，因虚而致病。总滋阴，外受之邪，归于何处？总逐风寒，去湿热，已凝之血，更不能活。如水遇风寒，凝结成冰，冰成风寒已散。明此义，治痹证何难。古方颇多，

如古方治之不效,用身痛逐瘀汤。"(《医林改错》)

俞根初:"若肩背腰腿及周身疼痛,痛有定处,重着不移者,寒凝血瘀也。以通瘀散寒,宣通络脉为正法,身痛逐瘀汤加减。""消瘀当分部位,消一身经络之瘀,如王氏身痛逐瘀汤。"(《通俗伤寒论》)

何廉臣:"至于专门消瘀,当分部位,消一身经络之瘀,羌防行痹汤、身痛逐瘀汤二方最灵。"(《重订广温热论》)

【现代研究】

(1)身痛逐瘀汤临床上主要用于治疗瘀血痹阻经络所致的颈椎病、腰椎间盘突出症、腰椎管狭窄、腰肌劳损、多种关节炎等疾病。

(2)实验表明,身痛逐瘀汤对小鼠热板镇痛、醋酸扭体镇痛以及热水甩尾镇痛的作用明显优于对照组($P < 0.01$),说明身痛逐瘀汤有很好的镇痛作用。

9. 温胆汤

【出处】《三因极一病证方论》。

【组成】半夏(汤洗七次)6g,竹茹6g,枳实(麸炒,去瓤)6g,陈皮9g,甘草(炙)3g,茯苓5g。

【煎服法】上锉为散。每服四大钱(12g),水一盏半,加生姜五片,大枣一枚,煎七分,去滓,食前服(现代用法:加生姜5片,大枣1枚,水煎服,用量按原方比例酌减)。

【功效主治】理气化痰,和胃利胆。主治胆郁痰扰证。症见胆怯易惊,头眩心悸,心烦不眠,夜多异梦;或呕恶呃逆,眩晕,癫痫。苔白腻,脉弦滑。

本方应用于硬皮病痰瘀阻络证,或痰湿痹阻,或湿邪壅盛者,相当于皮肤增厚期。病久者易出现痰阻络脉均可酌加此方,在硬皮病中应用广泛。

【方解】本方证多因素体胆气不足,复由情志不遂,胆失疏泄,气郁生痰,痰浊内扰,胆胃不和所致。胆为清净之府,性喜宁谧而恶烦扰。若胆为邪扰,失其宁谧,则胆怯易惊、心烦不眠、夜多异梦、惊悸不安;胆胃不和,胃失和降,则呕吐痰涎或呃逆、心悸;痰蒙清窍,则可发为眩晕,甚至癫痫。治宜理气化痰，和胃利胆。方中半夏辛温，燥湿化痰，和胃止呕，为君药。臣以竹茹，取其甘而微寒，清热化痰，除烦止呕。半夏与竹茹相伍，一温一凉，化痰和胃，止呕除烦之功备。陈皮辛苦温，理气行滞，燥湿化痰；枳实辛苦微寒，降气导滞，消痰除痞。陈皮与枳实相合，亦为一温一凉，而理气化痰之力增。佐以茯苓，健脾渗湿，以杜生痰之源；煎加生姜、大枣调和脾胃，且生姜兼制半夏毒性。以甘草为使，调和诸药。综合全方，半夏、陈皮、生姜偏温，竹茹、枳实偏凉，温凉兼进，令全方不寒不燥，理气化痰以和胃，胃气和降则胆郁得舒，痰浊得去则胆无邪扰，如是则复其宁谧，诸症自愈。

【名家论述】

陈无择："治心胆虚怯，触事易惊，或梦寐不祥，或异象惑，遂致心惊胆慑，气郁生涎，涎与气搏，变生诸证，或短气悸乏，或复自汗，四肢浮肿，饮食无味，心虚烦闷，坐卧不安。"（《三因极一病证方论》）

汪昂："此足少阳、阳明药也。橘、半、生姜之辛温，以之导痰止呕，即以之温胆；枳实破滞；茯苓渗湿；甘草和中；竹茹开胃土之郁，清肺金之燥，凉肺金即所以平肝木也。如是则不寒不燥而胆常温矣。"（《医方集解·和解之剂》）

【现代研究】

（1）本方常用于神经官能症、失眠、急慢性胃炎、消化性溃疡、慢性支气管炎、梅尼埃病、更年期综合征、癫痫、中风、高血压、冠心病等属胆郁痰扰者。

（2）实验研究显示，温胆汤可改变脑组织神经递质含量，稳定神经元细胞膜，通过清除氧自由基、改善脑血液循环、增加脑血流量等保护脑组织，抗衰老。温胆汤还具有调节胃肠平滑肌、调节冠心病血流、降血脂、改善肾功能等多重作用。

10. 参苓白术散

【出处】《太平惠民和剂局方》。

【组成】莲子肉 500g，薏苡仁 500g，砂仁 500g，桔梗 500g，白扁豆

750g，白茯苓 1kg，人参 1kg，甘草（炒）1kg，白术 1kg，山药 1kg。

【煎服法】上为细末。每服二钱（6g），枣汤调下。小儿量依岁数加减服之（现代用法：作汤剂，水煎服，用量按原方比例酌减）。

【功效主治】益气健脾，渗湿止泻。主治脾虚湿盛证。症见饮食不化，胸脘痞闷，肠鸣泄泻，四肢乏力，形体消瘦，面色萎黄，舌淡苔白腻，脉虚缓。

本方应用于脾肾阳虚之证或气阴不足或湿邪壅盛之硬皮病。湿热明显者慎用。

【方解】本方证是由脾虚湿盛所致。脾胃虚弱，纳运乏力，故饮食不化；水谷不化，清浊不分，故见肠鸣泄泻；湿滞中焦，气机被阻，而见胸脘痞闷；脾失健运，则气血生化不足；肢体肌肤失于濡养，故四肢无力、形体消瘦、面色萎黄；舌淡，苔白腻，脉虚缓皆为脾虚湿盛之象。治宜补益脾胃，兼以渗湿止泻。方中人参、白术、茯苓益气健脾渗湿为君。配伍山药、莲子肉助君药以健脾益气，兼能止泻；并用白扁豆、薏苡仁助白术、茯苓以健脾渗湿，均为臣药。更用砂仁醒脾和胃，行气化滞，是为佐药。桔梗宣肺利气，通调水道，又能载药上行，培土生金；炒甘草健脾和中，调和诸药，共为佐使。综观全方，补中气，渗湿浊，行气滞，使脾气健运，湿邪得去，则诸症自除。

【名家论述】

吴昆："脾胃喜甘而恶秽，喜燥而恶湿，喜利而恶滞。是方也，人参、扁豆、甘草，味之甘者也；白术、茯苓、山药、莲肉、薏苡仁，甘而微燥者也；砂仁辛香而燥，可以开胃醒脾；桔梗甘而微苦，甘则性缓，故为诸药之舟楫，苦则喜降，则能通天气于地道矣。"（《医方考》）

冯兆张："脾胃属土，土为万物之母。东垣曰：脾胃虚则百病生，调理中州，其首务也。脾悦甘，故用人参、甘草、苡仁；土喜燥，故用白术、茯苓；脾喜香，故用砂仁；心生脾，故用莲肉益心；土恶水，故用山药治肾；桔梗入肺，能升能降。所以通天气于地道，而无否塞之忧也。"（《冯氏锦囊·杂症》）

【现代研究】

（1）本方临床上常用于治疗慢性胃肠炎、贫血、慢性支气管炎、慢性肾炎以及妇女带下病等属脾虚湿盛者。

（2）实验研究显示，参苓白术散可调整肠道菌群，促进损伤肠组织恢复，保护肠黏膜屏障功能，改善胃肠动力，能够减轻大鼠局部和全身的炎症程度，改善溃疡性结肠炎肠黏膜表现，还具有显著抗疲劳作用。

11. 黄芪桂枝五物汤

【出处】《金匮要略》。

【组成】黄芪 12g，桂枝 9g，芍药 9g，生姜 12g，大枣 4 枚。

【煎服法】上药，以水六升，煮取二升，温服七合，日三服。

【功效主治】益气温经，和经通痹。主治血痹证，症见肌肤麻木不仁，脉微涩而紧。治疗硬皮病瘀血阻络证，尤其适宜肢体麻木、肌肤不仁者。

【方解】方中黄芪为君，甘温益气，补在表之卫气。桂枝散风寒而温经通痹，与黄芪配伍，益气温阳，和血通经。桂枝得黄芪，益气而振奋卫阳；黄芪得桂枝，固表而不致留邪。芍药养血和营而通血痹，与桂枝合用，调营卫而和表里，两药为臣。生姜辛温，疏散风邪，以助桂枝之力；大枣甘温，养血益气，以资黄芪、芍药之功，与生姜为伍，又能和营卫，调诸药，以为佐使。配伍特点为固表而不留邪，散邪而不伤正，邪正兼顾。本方为治疗素体营卫不足，外受风邪所致血痹的常用方。临床以肌肤麻木不仁，肢节疼痛，或汗出恶风，脉微为辨证要点。

【名家方论】

张仲景："血痹阴阳俱微，寸口关上微，尺中小紧，外证身体不仁，如风痹状，黄芪桂枝五物汤主之。"（《金匮要略》）

徐彬："此由全体风湿血相搏，痹其阳气，使之不仁。故以桂枝壮气行阳，芍药和阴，姜、枣以和上焦荣卫，协力驱风，则病原拔，而所入微邪亦为强弩之末矣。此即桂枝汤去草加芪也，立法之意，重在引阳，故嫌甘草之缓小。若黄芪之强有力耳。"（《金匮要略论注》）

【现代研究】

（1）本方现代常用于治疗营卫不合，脏腑经络失调，气痹血痹所致疾病，如糖尿病周围神经病变、颈椎病、肢体麻木、产后疾病等。文献报道采用黄芪桂枝五物汤加减治疗系统性硬皮病48例，其中显效28例，有效13例，无效5例，死亡2例，总有效率85%。

（2）实验研究显示，黄芪桂枝五物汤对二甲苯、蛋清所致急性炎症和大鼠佐剂性关节炎都有较好的抑制作用，能降低腹腔炎症小鼠的毛细血管通透性，抑制棉球肉芽肿增生，提高小鼠痛阈值，减少醋酸所致小鼠扭体次数。说明黄芪桂枝五物汤有明显的抗炎、镇痛作用。

12. 右归丸

【出处】《景岳全书》。

【组成】熟地黄240g，山药120g，山茱萸90g，枸杞子120g，菟丝子120g，鹿角胶120g，杜仲120g，肉桂60g，当归90g，制附片60g。

【煎服法】上先将熟地蒸烂杵膏，加炼蜜为丸，如梧桐子大。每服百余丸，食前用滚汤或淡盐汤送下。或丸如弹子大，每嚼服二三丸。以滚白汤送下（现代用法：亦可水煎服，用量按比例酌减）。

【功效主治】温补肾阳，填精益髓。主治肾阳不足，命门火衰，久病气衰神疲，畏寒肢冷；或阳痿遗精，或阳衰无子；或大便不实，甚或完谷不化；或小便自遗；或腰膝软弱，下肢浮肿。

本方治疗硬皮病脾肾阳虚者，以及寒凝经脉者，适宜畏寒肢冷症状。湿热内蕴中焦或脾胃阴虚者禁用。

【方解】右归丸系由肾气丸减去泽泻、牡丹皮、茯苓，加鹿角胶、菟丝子、杜仲、枸杞子、当归而成，增加补阳的作用，减少用"泻"妨补之力，使药效更能专于温补。本方立法，"宜益火之原，以培右肾之元阳"。培补肾中元阳，必须"阴中求阳"，即在培补肾阳中配伍填精之品，方可具有培补元阳之效。方中桂、附加血肉有情的鹿角胶，均属温补肾阳，添精补髓之类；熟地黄、山茱萸、山药、菟丝子、枸杞子、杜仲俱为滋阴益肾、养肝补脾而设；更加当归补血养肝。诸药配伍，共具温阳益肾，填精补血，肝脾肾阴阳兼顾，仍以培补肾中元阳为主，妙在阴中求阳，使元阳得以归元，故名"右归丸"。

【名家论述】

张仲景："治元阳不足，或先天禀衰，或劳伤过度，以致命门火衰，不能生土，而为脾胃虚寒，饮食少进，或呕恶膨胀，或反胃噎膈，或怯寒畏冷，或脐腹多痛，或大便不实，泻痢频作，或小水自遗，虚淋寒疝，或寒侵溪谷而肢节痹痛，或寒在下焦而水邪浮肿。总之，真阳不足者，必神疲气怯，或心跳不宁，或四体不收，或眼见邪祟，或阳衰无子等证，俱速宜益火之原，以培右肾之元阳，而神气自强矣，此方主之。"（《景岳全书》）

【现代研究】

（1）实验研究采用原位杂交技术，观察右归丸对衰老大鼠海马学习记忆相关基因表达的影响，结果表明右归丸能不同程度地提高老年对照组大鼠海马 DG、CA1、CA2 和 CA3 分区低下的 BDNF、TrkB mRNA 的表达，提示右归丸能通过提高 BDNF、TrkB 基因的表达，进而改善老年大鼠的学习记忆功能，延缓机体衰老。

（2）右归丸能显著提高肾阳虚大鼠的睾酮含量，对大鼠肾阳虚证有改善作用。证明右归丸具有补肾作用。

13. 理中丸

【出处】《伤寒论》。

【组成】人参 9g，干姜 9g，甘草（炙）9g，白术 9g。

【煎服法】上四味，捣筛，蜜和为丸，如鸡子黄许大（9g）。以沸汤数合，和一丸，研碎，温服之，日三四服，夜二服。腹中未热，益至三四丸，然不及汤。汤法：以四物依两数切，用水八升，煮取三升，去滓，温服一升，日三服。服汤后，如食顷，饮热粥一升许，微自温，勿发揭衣被（现代用法：上药共研细末，炼蜜为丸，重 9g，每次 1 丸，温开水送服，每日 2～3 次。或作汤剂，水煎服，用量按原方比例酌减）。

【功效主治】温中祛寒，补气健脾。主治：①脾胃虚寒证。脘腹绵绵作痛，喜温喜按，呕吐，大便稀溏，脘痞食少，畏寒肢冷，口不渴，舌淡苔白润，脉沉细或沉迟无力。②阳虚失血证。便血、吐血、衄血或崩漏等，血色暗淡，质清稀。③脾胃虚寒所致的胸痹；或病后多涎唾；或小儿慢惊等。

　　本方适用于硬皮病脾胃虚寒、脾肾阳虚者，湿热内蕴中焦或脾胃阴虚者禁用。

　　【方解】本方所治诸证皆由脾胃虚寒所致。中阳不足，寒从中生，阳虚失温，寒性凝滞，故畏寒肢冷、脘腹绵绵作痛、喜温喜按；脾主运化而升清，胃主受纳而降浊，今脾胃虚寒，纳运升降失常，故脘痞食少、呕吐、便溏；舌淡苔白润，口不渴，脉沉细或沉迟无力皆为虚寒之象。治宜温中祛寒，益气健脾。方中干姜为君，大辛大热，温脾阳，祛寒邪，扶阳抑阴。人参为臣，性味甘温，补气健脾。君臣相配，温中健脾。脾为湿土，虚则易生湿浊，故用甘温苦燥之白术为佐，健脾燥湿。甘草与诸药等量，寓意有三：一为合参、术以助益气健脾；二为缓急止痛；三为调和药性，是佐药而兼使药之用。纵观全方，温补并用，以温为主，温中阳，益脾气，助运化，故曰"理中"。综观本方，治病虽多，究其病机，总属中焦虚寒，可以异病同治。本方在《金匮要略》中作汤剂，称"人参汤"。理中丸方后亦有"然不及汤"四字。盖汤剂较丸剂作用力强而迅速，临床可视病情之缓急酌定使用剂型。

　　【名家方论】

　　成无己："心肺在膈上为阳，肾肝在膈下为阴，此上下脏也。脾胃应土，处在中州，在五脏曰孤脏，属三焦曰中焦，自三焦独治在中，一有不调，此丸专治，故名曰理中丸。人参味甘温，《内经》曰：脾欲缓，急食甘以缓之。缓中益脾，必以甘为主，是以人参为君；白术味甘温，《内经》曰：脾恶湿，甘胜湿。温中胜湿，必以甘为动，是以白术为臣；甘草味甘平，《内经》曰：五味所入，甘先入脾，脾不足者，以甘补之。补中助脾，必先甘剂，是以甘草为佐；干姜味辛热，喜温而恶寒者，胃也，胃寒则中焦不治，《内经》曰：寒湿所胜，平以辛热。散寒温胃，必先辛剂，是以干姜为使。"（《伤寒明理论》）。

吴昆:"寒者温之,故用干姜之辛热;邪之凑也,其气必虚,故用人参、白术、甘草之温补。"(《医方考》)。

【现代研究】

(1)本方常用于急慢性胃肠炎、胃及十二指肠溃疡、胃痉挛、胃下垂、胃扩张、慢性结肠炎等属脾胃虚寒者。

(2)实验研究显示,理中丸具有一定增强小鼠抗寒、抗疲劳能力的作用,对醋酸引起的小鼠腹痛有显著的镇痛作用。

14. 十全大补汤

【出处】《太平惠民和剂局方》。

【组成】人参8g,肉桂8g,川芎5g,熟地黄15g,茯苓8g 白术10g,甘草5g,黄芪15g,当归10g,白芍8g。

【煎服法】上为细末,每服二大钱(9g),用水一盏,加生姜三片、枣子二枚,同煎至七分,不拘时候温服。

【功效主治】温补气血。主治气血两虚证,症见面色萎黄,倦怠食少,头晕目眩,神疲气短,心悸怔忡,自汗盗汗,四肢不温,舌淡,脉细弱;以及妇女崩漏,月经不调,疮疡不敛。

本方用于硬皮病气血虚弱者,常见于久病或疾病后期。风湿邪盛或湿热者不宜用。

【方解】本方是由四君子汤合四物汤再加黄芪、肉桂所组成。方中四君补气,四物补血,更与补气之黄芪和少佐温煦之肉桂组合,则补益气血之功更著。惟药性偏温,以气血两亏而偏于虚寒者为宜。

【名家论述】

张秉成:"八珍并补气血之功,固无论矣。而又加黄芪助正气以益卫,肉桂温血脉而和营。且各药得温阳之力,则补性愈足,见效愈多,非惟阳虚可温,即阴虚者亦可温,以无阳则阴无以生,故一切有形之物,皆属于阴,莫不生于春夏而杀于秋冬也。凡遇人之真阴亏损,欲成痨瘵等证,总宜以甘温之品收效。或虚之盛者,即炮姜、肉桂、亦可加于大队补药之中,自有神效。若仅以苦寒柔静,一切滋润之药,久久服之,不特阴不能生,

而阳和生气，日渐丧亡，不至阳气同归于尽不止耳。"（《成方便读》）

【现代研究】实验研究显示，十全大补汤具有明显的免疫增强和免疫调节作用，能够提高细胞免疫和体液免疫功能，还能对肿瘤治疗起协同作用，减轻化疗药物毒副作用。十全大补汤还能抗疲劳，抗应激，促进细胞基础代谢，增加血细胞和改善血循环。

15. 归脾汤

【出处】《正体类要》。

【组成】白术 30g，当归 3g，茯神 30g，黄芪 30g，远志 3g，龙眼肉 30g，酸枣仁 30g，人参 15g，木香 15g，炙甘草 8g。

【煎服法】加生姜 5 片、大枣 3～5 枚，水煎服。

【功效主治】益气补血，健脾养心。主治：①心脾气血两虚证。心悸怔忡，健忘失眠，盗汗，体倦食少，面色萎黄，舌淡，苔薄白，脉细弱。②脾不统血证。便血，皮下紫癜，妇女崩漏，月经超前，量多色淡，或淋沥不止，舌淡，脉细弱。

本方适用于气血两虚之硬皮病，可见失眠、心烦等症，也可配伍理气通络之品，以防滋腻。不可用于湿热证。

【方解】本方证因思虑过度，劳伤心脾，气血亏虚所致。心藏神而主血，脾主思而统血，思虑过度，面色萎黄，脾气亏虚则体倦、食少；心血不足则见惊悸、怔忡、健忘、不寐、盗汗；面色萎黄，舌质淡，苔薄白，脉细缓均属气血不足之象。上述诸症属心脾两虚，以脾虚为基础，故方中以参、芪、术、草大队甘温之品补脾益气以生血，使气血旺而血生；当归、龙眼肉甘温补血养心；茯苓（多用茯神）、酸枣仁、远志宁心安神；木香辛香而散，理气醒脾；大枣调和脾胃，与大量益气健脾药配伍，以资化源。全方共奏益气补血、健脾养心之功，为治疗思虑过度、劳伤心脾、气血两虚之良方。

本方的配伍特点：一是心脾同治，重点在脾，使脾旺则气血生化有源，方名归脾，意在于此；二是气血并补，但重在补气，意即气为血之帅，气旺则血生，血足则心有所养；三是补气养血药中佐以木香理气醒脾，补而不滞。

【名家论述】

张璐："此方滋养心脾，鼓动少火，妙以木香调畅诸气。世以木香性燥不用，服之多致痞闷，或泄泻，减食者，以其纯阴无阳，不能输化药力故耳。"（《古今名医方论》）

汪昂："此手少阴、足太阴药也。血不归脾则妄行，参、术、黄芪、甘草之甘温，所以补脾；茯神、远志、枣仁、龙眼之甘温酸苦，所以补心，心者，脾之母也。当归滋阴而养血，木香行气而舒脾，既以行血中之滞，又以助参、芪而补气。气壮则能摄血，血自归经，而诸症悉除矣。"（《医方集解·补养之剂》）

【现代研究】

（1）归脾汤能显著减轻放化疗对骨髓功能的抑制；有显著保护或提高患者免疫功能的作用。

（2）实验研究：归脾汤对急性应激性溃疡有明显的抑制作用，作用部位可能在中枢神经系统，通过对紊乱的神经系统的调节，使胃的分泌、运动等功能恢复正常，发挥了抑制溃疡形成的作用。

16. 独活寄生汤

【出处】《备急千金要方》。

【组成】独活 9g，桑寄生 6g，杜仲 6g，牛膝 6g，细辛 6g，秦艽 6g，茯苓 6g，肉桂 6g，防风 6g，川芎 6g，人参 6g，甘草 6g，当归 6g，白芍 6g，生地黄 6g。

【煎服法】上咬咀，以水一斗，煮取三升，分三服，温身勿冷也（现代用法：水煎服）。

【功效主治】祛风湿，止痹痛，益肝肾，补气血。主治痹证日久，肝肾两虚，气血不足证。症见腰膝疼痛、痿软，肢节屈伸不利，或麻木不仁，畏寒喜温，心悸气短，舌淡苔白，脉细弱。

本方用于硬皮病肾精不足者，尤善治下肢肌肤粗糙失养者。阴虚阳虚均可伍用，但阴虚内热及湿热实证者忌用。

【方解】本方为治疗久痹而肝肾两虚，气血不足之常用方。其证乃因感受风寒湿邪而患痹证，日久不愈，累及肝肾，耗伤气血所致。风寒湿邪客于肢体关节，气血运行不畅，故见腰膝疼痛，久则肢节屈伸不利，或麻木不仁。肾主骨，肝主筋，邪客筋骨，日久必致损伤肝肾，耗伤气血。又腰为肾之府，膝为筋之府，肝肾不足，则见腰膝痿软；气血耗伤，故心悸气短。该方所治之证属正虚邪实，治宜扶正与祛邪兼顾，既应祛散风寒湿邪，又当补益肝肾气血。方中重用独活为君，辛苦微温，善治伏风，除久痹，且性善下行，以祛下焦与筋骨间的风寒湿邪。臣以细辛、防风、秦艽、桂心，细辛入少阴肾经，长于搜剔阴经之风寒湿邪，又除经络留湿；秦艽祛风湿，舒筋络而利关节；桂心温经散寒，通利血脉；防风祛一身之风而胜湿，君臣相伍，共祛风寒湿邪。本证因痹证日久而见肝肾两虚，气血不足，遂佐入桑寄生、杜仲、牛膝以补益肝肾而强壮筋骨，且桑寄生兼可祛风湿，牛膝尚能活血以通利肢节筋脉；当归、川芎、地黄、白芍养血和血，人参、茯苓、甘草健脾益气，以上诸药合用，具有补肝肾、益气血之功。且白芍与甘草相合，尚能柔肝缓急，以助舒筋。当归、川芎、牛膝、桂心活血，寓"治风先治血，血行风自灭"之意。纵观全方，邪正相顾，祛邪不伤正，扶正不留邪。

【名家论述】

汪昂："此足少阳、厥阴药也。独活、细辛入少阴，通血脉，偕秦艽、防风疏经升阳以祛风；桑寄生益气血，祛风湿，偕杜仲、牛膝健骨强筋而固下；芎、归、芍、地所以活血而补阴；参、桂、苓、草所以益气而补阳。辛温以散之，甘温以补之，使血气足而风湿除，则肝肾强而痹痛愈矣。"（《医方集解》）

张秉成："熟地、牛膝、杜仲、寄生补肝益肾，壮骨强筋；归、芍、川芎和营养血，所谓治风先治血，血行风自灭也；参、苓、甘草益气扶脾，又所谓祛邪先补正，正旺则邪自除也；然病因肝肾先虚，其邪必乘虚深入，故以独活、细辛之入肾经，能搜伏风，使之外出；桂心能入肝肾血分而祛寒；秦艽、防风为风药卒徒，周行肌表，且又风能胜湿耳。"（《成方便读》）

【现代研究】

（1）本方常用于慢性关节炎、类风湿关节炎、风湿性坐骨神经痛、腰肌劳损、骨质增生症、小儿麻痹等属风寒湿痹日久，正气不足者。采用独活寄生汤化裁联合火针治疗局限性硬皮病 58 例，结果显示 58 例患者中，痊愈 30 例，显效 18 例，有效 6 例，无效 4 例，总有效率为 93.1%。最短用药时间 35 天，最长 1 年，平均 6.8 个月。说明独活寄生汤化裁联合火针治疗局限性硬皮病有良好疗效。

（2）实验研究表明独活寄生汤可明显抑制佐剂性关节炎大鼠原发性和继发性足跖肿胀，抑制毛细血管通透性增加，减轻小鼠耳郭肿胀度，减少小鼠扭体反应次数及福尔马林致痛试验第二时相的疼痛强度。说明独活寄生汤具有较好的镇痛、抗炎和抗佐剂性关节炎的作用。

17. 肾气丸

【出处】《金匮要略》。

【组成】生地黄 240g，山药 120g，山茱萸 120g，泽泻 90g，茯苓 90g，牡丹皮 90g，桂枝 30g，附子（炮）30g。

【煎服法】上为细末，炼蜜和丸，如梧桐子大，酒下十五丸（6g），日再服。

【功效主治】补肾助阳。主治肾阳不足证。症见腰痛脚软，身半以下常有冷感，少腹拘急，小便不利，或小便反多，入夜尤甚，阳痿早泄，舌淡而胖，脉虚弱，尺部沉细，以及痰饮，水肿，消渴，脚气，转胞等。

本方用于硬皮病脾肾阳虚证以及肾气不足者。若肾精亏虚，则应配伍滋阴补肾之品；若咽干口燥、舌红少苔属肾阴不足，虚火上炎者，不宜应用。

【方解】本方证皆由肾阳不足所致。腰为肾府，肾阳不足，故腰痛脚软、身半以下常有冷感、少腹拘急；肾阳虚弱，不能化气利水，水停于内，则小便不利、少腹拘急，甚或转胞；肾阳亏虚，水液直趋下焦，津不上承，故消渴、小便反多；肾主水，肾阳虚弱，气化失常，水液失调，留滞为患，可发为水肿、痰饮、脚气等。病症虽多，病机均为肾阳亏虚，所以异病同治，治宜补肾助阳为法，即王冰所谓"益火之源，以消阴翳"之理。方中附子大辛大热，为温阳诸药之首；桂枝辛甘而温，乃温通阳气要药，二药相合，补肾阳之虚，助气化之复，共为君药。然肾为水火之脏，内寓元阴元阳，阴阳一方的偏衰必将导致阴损及阳或阳损及阴，而且肾阳虚一般病程较久，多可由肾阴虚发展而来，若单补阳而不顾阴，则阳无以附，无从发挥温升之能，正如张介宾所说："善补阳者，必于阴中求阳，则阳得阴助，而生化无穷。"（《类经》卷14）故重用地黄滋阴补肾；配伍山茱萸、山药补肝脾而益精血，共为臣药。君臣相伍，补肾填精，温肾助阳，不仅可藉阴中求阳而增补阳之力，而且阳药得阴药之柔润则温而不燥，阴药得阳药之温通则滋而不腻，二者相得益彰。方中补阳之品药少量轻而滋阴之品药多量重，可见其立方之旨，并非峻补元阳，乃在微微生火，鼓舞肾气，即取"少火生气"之义。再以泽泻、茯苓利水渗湿，配桂枝又善温化痰饮；牡丹皮苦辛而寒，擅入血分，合桂枝则可调血分之滞，三药寓泻于补，俾邪去而补药得力，为制诸阴药可能助湿碍邪之虞。诸药合用，助阳之弱以化水，滋阴之虚以生气，使肾阳振奋，气化复常，则诸症自除。

【名家论述】

柯琴："此肾气丸纳桂、附于滋阴剂中十倍之一，意不在补火，而在微微生火，即生肾气也。"（《医宗金鉴·删补名医方论》）

【现代研究】

（1）本方临床应用广泛，常用于泌尿生殖系统、心血管系统、呼吸系统、免疫系统等多系统疾病属肾阳不足者。

（2）现代实验研究显示，肾气丸可改善下丘脑－垂体－靶腺轴的功能紊乱，还具有促进神经细胞生长和修复、调节免疫、抗氧化、抗衰老、抗应激、抗纤维化、抗肿瘤等作用。

18. 四妙丸

【出处】《成方便读》。

【组成】苍术120g，牛膝120g，黄柏200g，薏苡仁200g。

【煎服法】水泛为丸，每服6～9g，温开水送下。

【功效主治】清热利湿，舒筋壮骨。主治湿热痿证。症见两足麻木，痿软，肿痛。

本方专治硬皮病中湿热瘀阻者，当再伍清热活血之品，如有寒邪则不宜使用。

【方解】三妙丸即二妙散加牛膝。牛膝能补肝肾，强筋骨，引药下行，故三妙丸专治下焦湿热之两脚麻木、痿软无力。再加薏苡仁，即为四妙丸。薏苡仁能渗湿，且能舒筋缓急，故四妙丸主治湿热下注之痿证。

【名家论述】

张秉成："以邪之所凑，其气必虚，若肝肾不虚，湿热决不流入筋骨。牛膝补肝肾强筋骨，领苍术、黄柏入下焦而祛湿热也。再加苡仁，为四妙丸。因《内经》有云，治痿独取阳明。阳明者，主润宗筋，宗筋主束筋骨，而利机关也。苡仁独入阳明，祛湿热而利筋络，故四味合用之，为治痿之妙药也。"（《成方便读》）

【现代研究】

（1）本方在临床上常用于痛风性关节炎、类风湿关节炎等。在45篇临床研究中，用四妙丸加味治疗近1500例痛风患者，总有效率达到90%以上，尿酸恢复正常或明显降低，复发率均降低。张氏用二妙散加防己、土茯苓、蚕沙等为基本方治疗痛风急性发作34例，配合外敷如意金黄散。结果显示，显效14例，有效15例，无效5例，总有效率85.3%。

（2）实验研究也证实四妙丸及其有效成分的抗炎、镇痛和降尿酸活性。

19. 二陈汤

【出处】《太平惠民和剂局方》。

【组成】半夏（汤洗七次）15g，橘红15g，白茯苓9g，甘草（炙）5g。

【煎服法】上药㕮咀，每服四钱（12g），用水一盏，生姜七片，乌梅一个，同煎六分，去滓，热服，不拘时候（现代用法：加生姜7片，乌梅1个，水煎温服）。

【功效主治】燥湿化痰，理气和中。主治湿痰证。症见咳嗽痰多，色白易咳，恶心呕吐，胸膈痞闷，肢体困重，或头眩心悸，舌苔白滑或腻，脉滑。

本方为祛痰剂的基础方，还可燥湿、健脾，适用广泛，用于硬皮病痰瘀阻络、湿邪壅盛、肺脾气虚、脾肾阳虚，均可伍用。因本方性燥，故燥痰者慎用；阴虚、血虚者忌用本方。

【方解】本方证多由脾失健运，湿无以化，湿聚成痰，郁积而成。湿痰为病，犯肺致肺失宣降，则咳嗽痰多；停胃令胃失和降，则恶心呕吐；阻于胸膈，气机不畅，则感痞闷不舒；留注肌肉，则肢体困重；阻遏清阳，则头目眩晕；痰浊凌心，则为心悸。治宜燥湿化痰，理气和中。方中半夏辛温性燥，善能燥湿化痰，且又和胃降逆，为君药。橘红为臣，既可理气行滞，又能燥湿化痰。君臣相配，寓意有二：一为等量合用，不仅相辅相成，增强燥湿化痰之力，而且体现治痰先理气，气顺则痰消之意；二为半夏、橘红皆以陈久者良，而无过燥之弊，故方名"二陈"，此为本方燥湿化痰的基本结构。佐以茯苓健脾渗湿，渗湿以助化痰之力，健脾以杜生痰之源。鉴于橘红、茯苓是针对痰因气滞和生痰之源而设，故二药为祛痰剂中理气化痰、健脾渗湿的常用组合。煎加生姜，既能制半夏之毒，又能协助半夏化痰降逆、和胃止呕；复用少许乌梅，收敛肺气，与半夏、橘红相伍，散中兼收，防其燥散伤正之虞，均为佐药。以甘草为佐使，健脾和中，调和诸药。综合本方，结构严谨，散收相合，标本兼顾，燥湿理气祛已生之痰，健脾渗湿杜生痰之源，共奏燥湿化痰、理气和中之功。

【名家论述】

陈修园："此方为祛痰之通剂也。痰之本，水也，茯苓制水以治其本；痰之动，湿也，茯苓渗湿以镇其动。方中只此一味是治痰正药，其余半夏降逆，陈皮顺气，甘草调中，皆取之以为茯苓之佐使耳。故仲景书风痰多者俱加茯苓，呕者俱加半夏，古圣不易之法也。今人不穷古训，以半夏为祛痰之专品，仿稀涎散之法，制以明矾，致降逆之品反为涌吐，堪发一叹。"（《时方歌括》）

吴谦："李士才曰，肥人多湿，湿挟热而生痰，火载气而逆上。半夏之辛，利二便而去湿；陈皮之辛，通三焦而理气；茯苓佐半夏，共成燥湿之功；甘草佐陈皮，同致调和之力。成无己曰，半夏行水气而润肾燥，《内经》曰，辛以润之是也。行水则土自燥，非半夏之性燥也。"(《删补名医方论》)

【现代研究】

（1）本方临床上常用于高脂血症、脂肪肝、慢性支气管炎、哮喘等属湿痰者。

（2）现代实验研究显示，二陈汤具有止咳化痰、降血脂、降血糖、抗肿瘤等多重作用。

20.桃红四物汤

【出处】《医垒元戎》(录自《玉机微义》)。

【组成】熟地黄 15g，川芎 8g，白芍 10g，当归 12g，桃仁 6g，红花4g。

【煎服法】水煎服。

【功效主治】养血，活血，逐瘀。主治血虚兼血瘀证。症见妇女经期超前，量多，色紫质稠黏，或有块状，腹痛腹胀者。

本方可用于硬皮病气血两虚、气滞血瘀证以及痰瘀阻络者，凡有血瘀征象均可选用，若血虚较甚者不宜应用。

【方解】桃红四物汤以祛瘀为核心，辅以养血、行气。方中以强劲的破血之品桃仁、红花为主，力主活血化瘀；以甘温之熟地黄、当归滋阴补肝、养血调经；芍药养血和营，以增补血之力；川芎活血行气、调畅气血，以助活血之功。全方配伍得当，使瘀血祛、新血生、气机畅，化瘀生新是该方的显著特点。

【名家论述】

吴谦："经水先期而至，属热而实者，用四物汤加黄芩、黄连清之，名芩连四物汤……若血多有块，色紫稠黏，乃内有瘀血，用四物汤加桃仁、红花破之，名桃红四物汤。"(《医宗金鉴》)

【现代研究】

（1）桃红四物汤具有改善循环、延长凝血时间、抗动脉粥样硬化、抗心肌缺血、抗纤维化、抗肿瘤血管生成等作用。

（2）实验研究显示，桃红四物汤能显著延长大鼠血栓形成时间及凝血时间，能显著降低血瘀大鼠的全血比黏度、血浆比黏度及血清比黏度，说明桃红四物汤具有较好的活血化瘀作用。

（3）在临床实践中能有效治疗硬皮病。

21. 小青龙汤

【出处】《伤寒论》。

【组成】麻黄（去节）9g，白芍 9g，细辛 3g，桂枝（去皮）6g，干姜 3g，半夏 9g，五味子 3g，炙甘草 6g。

【煎服法】上八味，以水一斗，先煮麻黄，减二升，去上沫，内诸药，煮取三升，去滓，温服一升（现代用法：水煎温服）。

【功效主治】解表散寒，温肺化饮。主治外寒里饮证。症见恶寒发热，头身疼痛，无汗，喘咳，痰涎清稀而量多，胸痞，或干呕，或痰饮喘咳，不得平卧，或身体疼重，头面四肢浮肿，舌苔白滑，脉浮。

本方用于硬皮病风湿阻络，或内有痰饮停聚者。如用于痰瘀阻络者，需伍用活血散结之品。本方多温燥，故阴虚或痰热证者不宜使用。

【方解】本方主治外感风寒，寒饮内停之证。风寒束表，皮毛闭塞，卫阳被遏，营阴郁滞，故见恶寒发热、无汗、身体疼痛；素有水饮之人，一旦感受外邪，每致表寒引动内饮，水寒相搏，水寒射肺，肺失宣降，故咳喘痰多而稀；水停心下，阻滞气机，故胸痞；饮动则胃气上逆，故干呕；水饮溢于肌肤，故浮肿身重；舌苔白滑，脉浮为外寒里饮之佐证。对此外寒内饮之证，若不疏表而徒治其饮，则表邪难解；不化饮而专散表邪，则水饮不除。故治宜解表与化饮配合，一举而表里双解。方中麻黄、桂枝相须为君，发汗散寒以解表邪，且麻黄又能宣发肺气而平喘咳，桂枝化气行水以利里饮之化。干姜、细辛为臣，温肺化饮，兼助麻、桂解表祛邪。然而素有痰饮，脾肺本虚，若纯用辛温发散，恐耗伤肺气，故佐以五味子敛肺止咳、芍药和营养血，二药与辛散之品相配，一散一收，既可增强止咳平喘之功，又可制约诸药辛散温燥太过之弊；半夏燥湿化痰，和胃降逆，亦为佐药。炙甘草兼为佐使之药，既可益气和中，又能调和辛散酸收之品。药虽八味，配伍严谨，散中有收，开中有合，使风寒解，水饮去，宣降复，则诸症自平。

【名家论述】

成无己："伤寒表不解，心下有水饮，则水寒相搏，肺寒气逆，故干呕发热而咳。《针经》曰：形寒饮冷则伤肺。以其两寒相感，中外皆伤，故气逆而上行，此之谓也。与小青龙汤发汗散水，水气内渍，则所传不一，故有或为之证。随证增损以解化之。"(《注解伤寒论》)

方有执："夫风寒之表不解，桂枝、麻黄、甘草所以解之。水寒之相搏，干姜、半夏、细辛所以散之。然水寒欲散而肺欲收，芍药、五味子者，酸以收肺气之逆也。然则是汤也，乃直易于散水寒也。其尤龙之不难于翻江倒海之谓欤。"(《伤寒论条辨》)

【现代研究】

（1）小青龙汤现代常用于治疗支气管哮喘、急慢性喘息性支气管炎、慢性阻塞性肺疾病、慢性支气管炎、变应性鼻炎等呼吸系统疾病属外感风寒、内有痰饮者。

2.现代实验研究显示，小青龙汤有改善气道炎症、拮抗气道重塑、调节免疫反应等作用。

22.二仙汤

【出处】《妇产科学》。

【组成】仙茅 9g，仙灵脾 9g，当归 9g，巴戟天 9g，黄柏 5g，知母 5g。

【煎服法】日服一剂，水煎取汁，分二次服。

【功效主治】温肾阳，补肾精，泻肾火，调冲任。主治妇女月经将绝未绝。症见周期或前或后，经量或多或少，头眩耳鸣，腰酸乏力，两足欠温，时或怕冷，时或烘热，舌质淡，脉沉细。

本方现用于妇女更年期综合征、高血压、闭经，以及其他慢性疾病见有肾阴、肾阳不足而虚火上炎者。

【方解】方中仙茅、仙灵脾、巴戟天温肾阳，补肾精；黄柏、知母泻肾火，滋肾阴；当归温润养血，调理冲任。全方配伍特点是壮阳药与滋阴泻火药同用，以适应阴阳俱虚于下，而又有虚火上炎的复杂证候。由于方用仙茅、仙灵脾二药为主，故名"二仙汤"。

【现代研究】

（1）动物实验表明，二仙汤及其拆方有不同的延缓下丘脑－垂体－性腺轴（HPG轴）衰老和增进该轴功能的双重药效。

（2）最近有研究采用血清药理学方法证明，二仙汤及其温肾和滋阴组拆方均能刺激下丘脑促性腺激素释放激素（GnRH）细胞系 GT1–7 释放GnRH，以全方的作用最强。

（3）临床也证明二仙汤加味治疗硬皮病的有效性。

参考文献

[1] 樊长征，洪巧瑜. 党参对人体各系统作用的现代药理研究进展 [J]. 中国医药导报，2016，13（10）：39-43.

[2] 郭立忠. 补益药党参的药理作用与临床应用研究 [J]. 中国卫生标准管理，2015，6（22）：130-131.

[3] 王淑华，王红霞. 浅析黄芪不同剂量的药理作用 [J]. 浙江中医杂志，2002，6：260-261.

[4] 晏洪波，梁文. 黄芪的免疫调节作用及抗病毒作用 [J]. 华南国防医学杂志，2008，22（6）：69-70.

[5] 郑素玲，吉玉英. 山药对老龄小鼠游泳耐力和免疫器官形态结构的影响 [J]. 中国老年学杂志，2010，30（10）：1401-1402.

[6] 赵彦青，王爱凤. 山药的药理研究进展 [J]. 中医研究，2000，13（5）：49-50.

[7] 朱妍，徐畅. 熟地黄活性成分药理作用研究进展 [J]. 亚太传统医药，2011，7（11）：173-175.

[8] 黄霞，刘杰，刘惠霞.熟地黄多糖对血虚模型小鼠的影响 [J]. 中国中药杂志，2004，29（12）：1168-1170.

[9] 安红梅，史云峰，胡兵，等.熟地黄对 D - 半乳糖衰老模型大鼠脑衰老的作用研究 [J]. 中药药理与临床，2008，24（3）：59-60.

[10] 夏泉，张平，李绍平.当归的药理作用研究进展 [J]. 时珍国医国药，2004，15（3）：164-165.

[11] 张晓君，祝晨陈，胡黎.当归多糖的免疫活性和对造血功能影响 [J]. 中药药理与临床，2002，18（5）：24-25.

[12] 张利.白芍的药理作用及现代研究进展 [J]. 中医临床研究，2014，6（29）：25-26.

[13] 李得鑫，陈伟毅，周霄楠.淫羊藿对动物机体免疫功能的研究进展 [J]. 中兽医学杂志，2015（5）：68-70.

[14] 李花.淫羊藿药理作用的研究现状及展望 [J]. 现代医药卫生，2008，24（22）：3413-3414.

[15] 徐何方，杨颂，李莎莎，等.菟丝子醇提物对肾阳虚证模型大鼠免疫功能的影响 [J]. 中药材，2015，38（10）：2163-2165.

[16] 管淑玉，苏薇薇.杜仲化学成分与药理研究进展 [J]. 中药材，2003，26（2）：124-129.

[17] 阎爱荣，张宏.附子的药理研究 [J]. 中国药物与临床，2008（9）：745-747.

[18] 刘亚静，张仲.中药肉桂的药理作用研究进展 [J]. 现代中西医结合杂志，2011（23）：2989-2990.

[19] 杨煜翠.综述干姜的药理研究进展 [J]. 医药卫生（文摘版），2016，19（4）：261.

[20] 李玉先，刘晓东，朱照静.半夏药理研究述要 [J]. 辽宁中医学院学报，2004，6（6）：459-460.

[21] 于晓琳，季晖，王长礼，等.贝母的药理作用研究概况 [J]. 中草药，2000，31（4）：313-314.

[22] 滕勇荣，王连侠，张永清．瓜蒌药理研究进展 [J]．齐鲁药事，2010，29（7）：417-419．

[23] 李彬，郭力城．鳖甲的化学成分和药理作用研究概况 [J]．中医药信息，2009，26（1）：25-26．

[24] 舒冰，周重建，马迎辉．中药川芎中有效成分的药理作用研究进展 [J]．中国药理学通报，2006（9）：1043-1047

[25] 陈向荣，陆京伯，石汉平．丹参的药理作用研究新进展 [J]．中国医院药学杂志，2001，21（1）：44-45．

[26] 程化芬．红花的现代药理研究及其临床应用 [J]．医药，2016，4（1）：224．

[27] 符影，程悦，陈建萍，等．鸡血藤化学成分及药理作用研究进展 [J]．中草药，2011，42（6）：1229-1234．

[28] 刘琪．金银花化学成分及药理作用分析 [J]．科技创新与应用，2012（4）：45．

[29] 王建平，张海燕，傅旭春．土茯苓的化学成分和药理作用研究进展 [J]．海峡药学，2013，25（1）：42-44．

[30] 刘文雅，王曙东．地龙药理作用研究进展 [J]．中国中西医结合杂志，2013，33（2）：282-285．

[31] 黄海英，彭新君，彭延古．僵蚕的现代研究进展 [J]．湖南中医学院学报，2003，23（4）：62-64．

[32] 马筑元．活血蠲痹汤治疗局限型硬皮病 [J]．湖北中医杂志，2000，22（9）：21．

[33] 王莉，汪悦．阳和汤现代临床应用 [J]．吉林中医药，2016，36（6）：613-616．

[34] 靳情，胡东流，王洪斌．加味阳和汤治疗系统性硬皮病的临床研究 [J]．蚌埠医学院学报，2005，30（1）：64-66．

[35] 黄立中，徐琳本，张晓明，等．阳和汤镇痛及抗炎作用的实验研究 [J]．湖南中医杂志，2002，18（5）：49-50．

[36] 熊辉 . 当归四逆汤的现代药理与临床应用分析 [J]. 中国医药指南，2014，12（13）：301-302.

[37] 方思远，方振千 . 当归四逆汤治疗硬皮病 15 例 [J]. 广州医药，2003，34（4）：66-68.

[38] 王振亮，宋建平，张晓艳，等 . 当归四逆汤对 BALB/c 硬皮病小鼠皮肤组织中 CTGF，TGF-β 含量的影响 [J]. 中国实验方剂学杂志，2012，18（23）：179-182.

[39] 姜春霞，李欣，李艳艳，等 . 宣痹汤对胶原性关节炎模型小鼠抗炎镇痛作用 [J]. 长春中医药大学学报，2016，32（2）：250-252.

[40] 孟素云 . 中药治疗下肢静脉瘀血性溃疡 30 例 [J]. 陕西中医，2006，27（9）：1086-1087.

[41] 杨万立 . 血府逐瘀汤的临床应用 [J]. 中国现代药物应用，2010，4（1）：174-175.

[42] 吴剑宏，陈幸谊 . 血府逐瘀汤方剂的现代药理研究进展 [J]. 中成药，2013，35（5）：1054-1058.

[43] 苏有明，杨蓉娅，王文岭，等 . 维生素 B_6 和血府逐瘀汤治疗 38 例限局性硬皮病 [J]. 北京军区医药，2001，13（4）：283-284.

[44] 杨付明 . 经典方活络效灵丹运用的研究进展 [J]. 湖北民族学院学报（医学版），2007，24（1）：71-73.

[45] 付通攀，但春梅，郑焱江，等 . 活络效灵丹抗炎镇痛作用的实验研究 [J]. 现代生物医学进展，2011，23（23）：4548-4551.

[46] 赵妍，韩向东，王春丽 . 活络效灵丹对乳鼠缺氧 / 复氧损伤心肌细胞的保护作用研究 [J]. 中药新药与临床药理，2012，23（2）：156-160.

[47] 阮洪生，刘树民 . 身痛逐瘀汤治疗骨伤科疾病临床研究进展 [J]. 中国实验方剂学杂志，2011，17（9）：275-277.

[48] 陈靖，吴成举 . 身痛逐瘀汤镇痛作用实验研究 [J]. 实用中医药杂志，2013，29（6）：422.

[49] 周世民，李征 . 温胆汤临床新用 [J]. 江西中医药，2005，36（7）：

54-55.

[50] 万红娇，贺又舜.温胆汤的现代实验研究进展[J].江西中医学院学报，2007，19（6）：93-95.

[51] 宋惠凤，金火星.参苓白术散的现代临床应用概述[J].中成药，2013，35（2）：379-383.

[52] 高丽萍，李荣振，徐晓冉.参苓白术散治疗溃疡性结肠炎的实验研究[J].社区医学杂志，2017，15（5）：14-17.

[53] 王红，韩兆莹，吕佳奇，等.黄芪桂枝五物汤临床应用研究[J].中医药学报，2014，42（1）：105-107.

[54] 王春荣，金友.黄芪桂枝五物汤加减治疗系统性硬皮病48例[J].甘肃中医，1990（2）：12-13.

[55] 黄兆胜，施旭光，朱伟，等.黄芪桂枝五物汤及其配伍抗炎镇痛的比较研究[J].中药新药与临床药理，2005，16（2）：93-96.

[56] 戴薇薇，金国琴，张学礼，等.左归丸、右归丸对衰老大鼠海马学习记忆相关基因BDNFmRNA表达的影响[J].中药药理与临床，2007，23(4)：14-16.

[57] 刘天成，崔撼难.右归丸对肾阳虚大鼠下丘脑-垂体-性腺轴影响的实验研究[J].吉林中医药，2007，27（4）：56-57.

[58] 林琴.理中汤加减治疗胃脘痛161例[J].福建中医药，2004，35（3）：31.

[59] 李晓琳，洪心，王楷.理中丸增强机体抗寒与抗疲劳能力的实验研究[J].哈尔滨体育学院学报，2013，31（6）：20-22，27.

[60] 陈玉春，高依卿，王碧英.十全大补汤免疫调节作用的实验研究[J].中国中医药科技，2005，12（3）：158-159.

[61] 李保健，吴晓卓，杨金山.归脾汤减轻非小细胞肺癌化疗骨髓抑制临床观察[J].山西中医，2011，27（9）：23.

[62] 张仲一，胡觉民.归脾汤抗胃溃疡的实验研究[J].天津中医，1995，12（4）：28-29.

[63] 王俊志，党晨，王兆博.独活寄生汤化裁联合火针治疗局限性硬皮病 58 例 [J].亚太传统医药，2016，12（11）：131-132

[64] 戴锦娜，李宏明，陈崇民.独活寄生汤对大鼠佐剂性关节炎防治作用研究 [J].辽宁中医药大学学报，2011，13（12）：133-135.

[65] 王雨桐，王蕾.金匮肾气丸的临床和药理实验研究进展 [J].中医药导报，2015，21（5）：53-55.

[66] 尹莲，史欣德.四妙丸加味治疗急性痛风性关节炎概述 [J].中国中医药科技，2004，11（1）：63-64.

[67] 时乐，徐立，尹莲.加味四妙丸抗痛风作用有效部位群的研究 [J].南京中医药大学学报，2008，24（6）：386-387.

[68] 陈志清.二陈汤研究及临床应用近况 [J].中国实用医药，2013，8（12）：256-257.

[69] 李双双，郭春燕.桃红四物汤化学成分及药理作用研究进展 [J].神经药理学报，2016，6（4）：42-49.

[70] 韩岚，许钒，章小兵，等.桃红四物汤活血化瘀作用的实验研究 [J].安徽中医学院学报，2007，261：36-38.

[71] 童丹丹.艾儒棣教授运用桃红四物汤治疗皮肤病的经验 [J].福建中医药，2005，36（6）：11-12.

[72] 张培旭，蒋时红，吴耀松.小青龙汤治疗呼吸系统疾病的研究概况 [J].中医研究，2017，30（10）：75-77

[73] 赖锦茂，杨泽填，杨鸿权，等.小青龙汤动物实验研究进展 [J]亚太传统医学，2015，11（13）：45-47.

[74] 徐凤亮.四物汤二仙汤加味治疗硬皮病例析 [J].实用中医内科杂志，2002，16（4）：223.

[75] 方肇勤，司富春，张伯讷，等.二仙汤及其拆方对老龄大鼠下丘脑 GnRH 基因转录与表达的调节作用 [J].上海中医药大学上海市中医药研究院学报，1998，12（1）：59-61.

第七章

硬皮病的护理与调摄

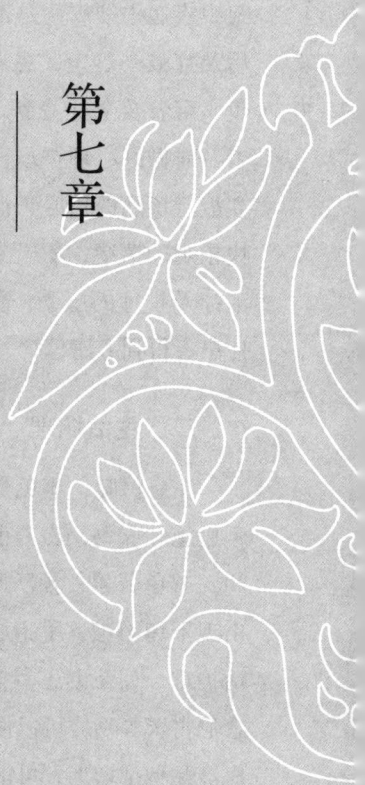

一、心理调理

心理调理是患者坚定信心、配合治疗、战胜疾病的根本保证。在结缔组织疾病中硬皮病是治疗反应较差的病种之一，治疗过程长，显效慢，预后及疗效不确定，患者易产生焦虑及悲观情绪，特别是进行性皮肤变硬、色素沉着及全身关节、肌肉的病变，严重影响患者的生活质量。对此类患者及时做好心理护理，帮助患者正确认识疾病，掌握疾病的有关知识，树立战胜疾病的信心，消除自卑、恐惧、紧张情绪，防止精神刺激，保持愉快乐观的情绪，积极配合治疗及护理。应关心体贴患者，耐心聆听患者对治疗及护理的感受，生活上尽可能提供方便，同时积极做好家属的工作，使患者得到家属理解、支持和帮助，从而树立长期治疗的信心和决心。

二、生活调理

注意保暖，避免受寒。特别是秋冬季节，气温变化剧烈，及时增添保暖设施和衣物，出门前要戴口罩、手套等。注意生活规律性，保证睡眠时间，避免劳累，预防呼吸道感染。由于部分患者骨骼肌受累，肌力下降，出现下蹲困难，手指屈曲不能伸直，生活自理能力下降。应给予必要的生活护理，如帮助患者排便、洗脸、穿衣、梳头等。戒烟也很重要，烟中所含尼古丁等物质可以使血管收缩或痉挛，血流阻力增大，导致血管壁损伤，血液黏稠度增加，可能加重病情。此外，建议患者每天临睡前用温水泡脚，注意水温，防烫伤，每次 20 分钟，以促进血液循环。

三、饮食调理

本病常累及胃肠道、食管，出现吞咽不畅、恶心、呕吐、腹胀、便秘，多呈间歇性，平卧位加重，且伴有胸骨后疼痛。因患者对固体食物咽下困难，饮食不慎常出现呃逆，为此饮食护理尤为重要。宜少量多餐，给予清淡易消化、高热量、高蛋白、低盐饮食，忌刺激性强的食物。为防消化道黏膜损伤，护理人员要为患者提供软质食物，尽可能不吃带刺或带骨的食物。吞咽困难者，应给予半流质饮食，且要提醒患者细嚼慢咽。避免大量进食维生素，维生素可刺激胶原形成，还可能会增加其沉积。进食时指导患者取坐位，少食多餐，避免进食过饱，以防损伤脾胃。水果可切成小片食用，进固体食物时可适当饮水，腹泻时进低脂易消化饮食，吞咽困难患者给予留置胃管或静脉营养以供给机体需要。

根据中医证型进行饮食辨证施护：脾肺不足者给予山药大枣粥、薏仁膏、黄芪瘦肉羹、虫草炖母鸡等健脾益肺的食物；脾肾阳虚者给予健脾益肾之怀山药、茯苓粉、枸杞、黄芪党参饮、温阳化水之参附回阳汤等；湿寒阻络型可进食独活乌豆汤等祛寒除湿之品。

四、皮肤护理

首先要保持皮肤的清洁、干燥，避免用冷水和强碱性肥皂洗手、脚或其他部位的皮肤，避免皮损部位过度刺激，以防加重关节僵硬。随时观察皮肤损伤的范围及皮肤弹性的变化，操作时禁止拖、拉、推等动作。指导患者选择舒适、柔软、保暖性强的衣物，宜穿棉质的内衣，手足以棉手套、棉袜保护。局部皮肤可经常轻柔按摩，促进血液循环。防止外伤，防止抓挠皮肤，注意保护受损皮肤，即使较小的外伤，都要引起足够的重视。如皮肤有脱屑、干燥、瘙痒，可外涂保湿乳液即可。

让患者养成张嘴大笑、收缩肛提肌、吞面动作的习惯，这些动作可有效预防口腔痉挛、面部痉挛、吞咽困难以及便秘发生或加重。

硬皮病血管病变严重者，由于末梢血液循环差，受寒易加重血管痉挛，导致末端缺血，易出现雷诺现象甚至诱发指或趾端溃疡。未发生溃疡的患者宜"未病先防"，嘱患者戴保暖手套或暖手宝等辅助工具，保持肢端适宜温度，防止溃疡发生。有溃疡的患者严格消毒，清创换药。已结痂的患者仍要进行严格消毒，尤其是痂下、痂周与正常软组织交界处，极易感染，要注意彻底清除腐肉或坏死组织，防止感染诱发病变加重。另外，做好患者生活护理，防止因某项动作刮掉结痂，诱发新的溃疡或感染。

如果患者卧床，则需保持床单清洁干燥，定时协助患者翻身1次，并注意保护受压部位，长期卧床患者每天可用乙醇按摩骨突部位，必要时可垫消毒棉垫，防止压疮的发生。

五、呼吸道护理

对于硬皮病引发肺间质纤维化的患者，应注意休息，居住环境以安静、舒适为宜，减少与他人聚集，避免交叉感染。注意观察两肺呼吸音、血氧饱和度；通过口唇、肢端观察紫绀情况；观察咳嗽、咳痰情况，观察痰量、性质。协助患者叩背，教其有效咳嗽排痰。鼓励患者进行呼吸锻炼，做呼吸操、慢跑等，以无疲劳、喘憋为宜。定时开窗通风，保持室内空气清新、湿润，避免烟雾等刺激性气味，禁止吸烟，注意保暖，防止感冒。少量多次饮水，防止气道黏膜干燥。取患者站立位，引导其一手放胸前，一手放腹部，提醒吸气时尽量保持胸部不动，尽力挺腹，同时让其用鼻吸气，用口呼气，将呼吸频率控制在每分钟 7～8 次。锻炼腹式呼吸，预防肺间质纤维化硬化。定期监测肺功能。

六、功能锻炼

稳定期患者应适当活动。为预防因皮肤硬化和纤维化所造成的张口受限、关节僵硬变形、肢体活动受限以及肌肉失用性萎缩，指导患者每日进行 2～3 次张口和咀嚼肌训练，积极进行功能锻炼，以抬腿抬臂和伸展运动为主，如适当下地行走、屈伸肘膝等运动，适当参加太极拳、气功等健身活动。运动前先给予适当按摩，以缓解肌肉紧张状态。功能锻炼的强度与幅度循序渐进，注意安全。

七、预后与转归

硬皮病的治疗效果不如其他结缔组织病。虽然局限性硬皮病有部分可以减退或减轻，但多较为难治，多数病情缓慢发展，最终进入皮肤萎缩期。有些患者的病情可长期停留在某一阶段，不继续发展，能生存多年。极少数患者的症状可渐缓解，甚至自然痊愈。

有的患者病情发展较快，可于 1～2 年内死于内脏损害，也可因呼吸及吞咽困难而很快出现衰竭甚至死亡。硬皮病患者的其他死亡原因是心肌炎、肺脏或肾脏受损，有的可死于高血压或胃穿孔等。另一常见死亡原因为并发感染，特别是长期大量使用皮质类固醇激素，使患者抵抗力降低，常致无法控制其继发性感染。

参考文献

[1] 王素枝，史四季，王清霞 . 心理护理干预对于硬皮病患者负性心理的影响 [J]. 中国医药指南，2013，11（5）：316-317.

[2] 黄秋菊，段利华 . 集束化护理预防系统性硬皮病纤维硬化并发症的护理探讨 [J]. 中国卫生标准管理，2017，8（16）：188-190.

[3] 史文明 . 系统性硬皮病患者指端坏死的护理 [J]. 医学美学美容（中旬刊），2014（11）：519.

[4] 刘兰，唐利群 . 系统性硬皮病护理体会 [J]. 临床合理用药杂志，2012，5（28）：161-162.

[5] 朱小美 . 系统性硬皮病合并间质性肺炎护理体会 [J]. 吉林医学，2014，5（17）：3886-3887.

[6] 王林娟，贺会仙，崔记敏，等 . 系统性硬皮病的中西医结合护理 [J]. 河北中医，2015，37（7）：1090-1092.

[7] 任翠玉，周金洁，黄良，等 . 系统性硬皮病 63 例的护理 [J]. 中国误诊学杂志，2011，11（29）：7297-7298.

[8] 罗桂英 . 重症系统性硬皮病的护理体会 [J]. 中外健康文摘，2010，7（9）：22-23.

第八章

医案医话

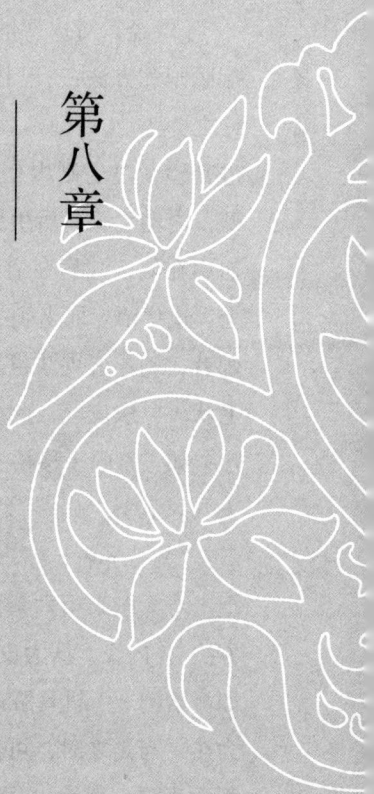

第一节　古代医家对皮痹的论治

《内经》对皮痹的论治论述颇详，特别在针刺方面，提出了重要的治疗原则和方法："视其虚实"而"调之""熨而通之""其瘕坚者，转引而行之"等。《素问·刺要论》指出："病有浮沉，刺有浅深，各至其理，无过其道，过之则内伤，不及则生外壅，壅则邪从之。浅深不得，反为大贼，内动五脏，后生大病。"《素问·调经论》从气血辨证治疗皮痹，认为初病在气，久病在血，"病在气，调之卫""病在血，调之络"。具体操作上，皮痹治疗取半刺、毛刺、浮刺、直针刺等。如《灵枢·官针》曰："毛刺者，刺浮痹皮肤也。"又曰："半刺者，浅内而疾发针，无针伤肉，如拔毛状，以取皮气，此肺之应也。"除针刺外，《内经》还提出用汤剂内服治疗，如《素问·移精变气论》曰："中古之治病，至而治之，汤液十日，以去八风五痹之病。"另外，还载有中药外治法，如《素问·阴阳应象大论》曰："其有邪者，渍形以为汗。"其中"渍形"即熏蒸泡洗治疗。又如《灵枢·寿夭刚柔第六》记载用椒、姜、桂和酒熨贴寒痹所刺之处的药熨治疗方法。《内经》认为皮痹应尽早使用发汗祛邪等法治疗，否则内传入里。正如《素问·玉机真脏论》所说："今风寒客于人，使人毫毛毕直，皮肤闭而为热，当是之时，可汗而发也；或痹不仁肿痛，当是之时，可汤熨及火灸刺而去之；弗治，病入舍于肺。"《素问·阴阳应象大论》也云："邪风之至，疾如风雨。故善治者治皮毛，其次治肌肤，其次治筋脉，其次治六腑，其次治五脏。治五脏者半死半生也。"强调早期治疗的重要性。

《难经·十四难》记载："一损损于皮毛，皮聚而毛落；二损损于血脉，血脉虚少，不能荣于五脏六腑；三损损于肌肉，肌肉消瘦，饮食不能为肌肤；四损损于筋，筋缓不能自收持；五损损于骨，骨痿不能起于床。反此者，至脉之病也。从上下者，骨痿不能起于床者死；从下上者，皮聚而毛落者死。"此"五损"的说法与皮痹气血亏虚不能濡养肌肤而呈现的衰弱状态及皮、脉、肉、筋、骨的传变规律极为相似。

《诸病源候论》记载："风湿痹病之状，或皮肤顽浓，或肌肉酸痛……由血气虚，则受风湿，而成此病。久不瘥，入于经络，搏于阳经，亦变令身体手足不随。"明确提出了本病的皮肤改变，并且巢氏认为本病的发生和发展是由于气血不足，卫外不固，外邪侵袭，阻于皮肤肌肉之间，以致营卫不和，气血凝滞，经络阻隔，痹塞不通所酿成。

《千金翼方》提出："良医之道，必先诊脉处方，次即针灸，内外相扶，病必当愈。""汤药攻其内，针灸攻其外。"当重视针灸治疗，并强调早期治疗。《备急千金要方》曰："善治病者，初入皮毛，肌肤筋脉则治之；若至六腑五脏，半死矣。"对于皮痹的辨证要"知以阳调阴，以阴调阳；阳气实则决，阴气虚则引"，并列有方6首，灸法2首。治疗气极，如用大露宿丸治"气极虚寒，皮痹不已，内舍于肺"等；另外用钟乳散、硫黄丸、大前胡汤、竹叶汤等治疗气极。《外台秘要》多承袭《备急千金要方》之方，如用大前胡汤、竹叶汤、麻黄汤、五味子汤等治疗皮痹气极。

《太平圣惠方》用大麻仁丸治"肺脏风毒，皮肤结硬，及遍身瘙痒生疮，大肠不利"；另外用前胡散、诃黎勒丸、麻黄散、竹叶饮子、五味子散等治疗气极诸证。后世较系统地收集皮痹的方书当属《圣济总录》和《普济方》，两书合计收录皮痹方9首。《圣济总录·皮痹》谓："感于三气则为皮痹。"并用防风汤"治肺中风寒湿，项强头昏，胸满短气，嘘吸颤掉，言语声嘶，四肢缓弱，皮肤瘙痹"；赤箭丸"治肺感外邪，皮肤瘙痹，项强背痛，四肢缓弱，冒昧昏塞，心胸短气"；羌活汤"治皮痹皮中如虫行，腹胁胀满，大肠不利，语声不出"；天麻散"治皮痹肌肉不仁，心胸气促，项背硬强"；麻黄汤"治风寒湿之气，感于肺经，皮肤瘙痹不仁"；蔓荆实丸"治皮痹不仁"；天麻丸"治皮肤痹"。另外，用蒴藋蒸汤外洗治疗皮痹。

宋代许叔微《普济本事方》用乌头丸"治宿患风癣，遍身黑色，肌体如木，皮肤粗涩，及四肢麻痹"。宋代吴彦夔《传信适用方》记载："人发寒热不止，经数日后四肢坚如石，以物击之似钟磬，日渐瘦恶。"这一描述与西医学硬皮病有不少近似之处。魏岘《魏氏家藏方》用五痹汤治疗"皮肤顽麻""肌肉顽麻"等。《妇人大全良方》用三痹汤治疗"脾肺气虚，肌肤不仁，手足麻木"。

明代李梴《医学入门》及清代李用粹《证治汇补》等强调："初入皮肤血脉，邪轻易治；留连筋骨，久而不痛不仁者，难治。"《医学入门·痹风》中对治疗论述甚详，提出"初起强硬作痛者，宜疏风豁痰；沉重者宜流湿行气；久病须分气血虚实，痰瘀多少治之"等治疗原则，以及"补早反令经络郁""戒酒醋"等宜忌。同时在辨证治疗上也很细腻，分风寒湿热、气虚、血虚、夹瘀血、夹痰浊、肾脂枯竭等进行遣方用药。对临床上治疗皮痹有很大的指导意义。

明代皇甫中《名医指掌》治疗五体痹强调："善治者，审其所因，辨其所形，真知其在皮肤、血脉、筋骨、脏腑浅深之分而调之。"陈实功《外科正宗》用回阳玉龙膏敷贴治疗皮痹。《医宗必读》提出治痹原则："在外者祛之犹易，入脏者攻之实难。治外者散邪为急，治脏者养正为先。""皮痹者……宜疏风养血。"其后《证治汇补》《医学举要》等从之。清代喻昌《医门法律》曰："痹在皮，用羌活汤。""皮痹不已，传入于肺，则制方当以清肺气为主。"《张氏医通》曰："痹在皮，越婢汤加羌活、细辛、白蒺藜。"吴谦《医宗金鉴》将皮痹分为虚实辨治，痹虚用加减小续命汤加黄芪或桂枝，皮脉痹加姜黄或红花；痹实用增味五痹汤，以黄芪、桂枝皮为主。《杂病源流犀烛》认为"有皮肤麻木者，是肺气不行也"，治宜芍药补气汤。《医学举要》强调药酒治疗，曰："八风五痹之证，最宜药酒，而必以史国公药酒方为胜。"《类证治裁》疏风养血用秦艽地黄丸治疗皮痹。

第二节　现代名家医案医话

一、名家医案

1.赵炳南医案

（1）患者，女，37岁。1970年8月26日初诊。

主诉：眉间有条状硬皮，已十余年。

现病史：十余年来眉间有一条皮肤发硬，并逐渐变长，颜色也逐渐变深暗。在某研究所诊为"局限性硬皮病"，经多种治疗无效。

皮肤科检查：眉间发际至鼻梁骨有 6 ～ 7cm 长沟形病灶，凹陷，皮肤粗糙较硬，边界清楚。

舌象：舌质淡，舌苔薄。

脉象：脉沉细。

西医诊断：局限性硬皮病。

中医辨证：脾虚湿蕴，经络阻隔，气血凝滞。

治法：健脾除湿，通经活络，健脾软坚。

方药：阳和丸（经验方：肉桂 12g，白芥子 30g，黑附子片 12g，麻黄 6g，干姜 12g，有温经回阳、活血通络、散寒燥湿功效）、人参健脾丸、人参归脾丸。外用脱色拔膏棍 30g。

服药 10 天后，硬皮变软、变红，内服与外用药 20 天后，硬皮红软，中间凹陷变浅，自觉发痒。仍服前药 2 个月后获效。

（2）某患，男，42 岁。1971 年 7 月 20 日初诊。

主诉：右小腿有一块皮肤发硬，色淡红，已 4 个多月。

现病史：2 月间发现右小腿下方有一块皮肤变硬，色淡红，有时稍痒，有时小腿抽筋，范围逐渐扩大。曾经某医院诊断为"局限性硬皮病"。经理线 3 次，因反应较大而中断治疗。又服中药 20 多剂，效果不理想。现觉纳食不香，大便溏泻，夜寐不安，失眠多梦，全身无力。

皮肤科检查：右小腿伸侧中三分之一处有一块约 7cm × 8cm 及右侧足背有一块约 4cm × 6cm 大小之硬皮，色淡红，表皮有蜡样光泽，触之坚实，皮肤之毳毛脱落，皮损四周可见毛细血管扩张。

舌象：舌质淡红，舌苔薄白。

脉象：脉沉细而弱。

西医诊断：局限性硬皮病。

中医辨证：皮痹。脾肾阳虚，气血两亏，风寒外袭，经血痹塞不通。

治法：补肾养血，益气健脾，温通经络。

方药：全当归 9g，党参 15g，黄芪 30g，川芎 9g，白术 15g，茯神 9g，龙眼肉 15g，远志 9g，桂枝 9g。外用黑色拔膏棍，加温外贴包紧。

服上方 2 周后，失眠情况好转，饮食稍增，局部皮损色转淡粉红，周围粉红晕渐退，全身疲乏已好转。按前方加鹿角霜 6g，菟丝子 15g，补骨脂 15g。外用药同前。服前方 2 周后，局部皮损转淡色，渐软。有时局部微微出汗，继服前方。又进上方 2 周。共治疗 6 周后，全身情况基本恢复正常，局部皮肤蜡样光泽消失，接近正常肤色，触之柔软，有皮纹出现，并见新生毳毛，症获显效。

按语：硬皮病属中医学"皮痹"，多为脾肾阳虚，卫外不固，腠理不密，风寒之邪乘隙外侵，阻于皮肤肌肉，以致经络阻隔，气血凝滞，营卫不和而痹塞不通，所以称之为"皮痹疽"。脾主肌肉，主运化水谷之精微，以营养肌肉、四肢；若脾运失职，则肌肉失养，卫外不固，腠理不密，则易感受外邪而得病。本病的治疗多以健脾助阳、温经通络，佐以软坚为法。

前述两例均按此法则进行治疗。在具体施治时，还要根据全身情况具体分析。例二开始见证以脾虚、血虚为主，所以用归脾汤作主方进行加减，而后加用温肾之鹿角霜、菟丝子、补骨脂；局部用黑色拔膏棍，活血破瘀。例一用丸药，取其势缓而持久的特点，经过一阶段治疗均获得一定的疗效。（选自《硬皮病辨治经验概述》）

2. 姜春华医案

徐某，女，39 岁。

病史：患者 2 年前经上海某医院诊断为肢端硬皮病，曾用肾上腺皮质激素、松弛激素、血管扩张剂等治疗无效。皮肤病理活检，真皮变薄，胶原束变细，结缔组织硬化及血管壁增厚。

诊查：症见手足僵硬，四肢皮肤色泽晦暗、肿胀坚硬，关节强直疼痛，眩晕，面色萎黄，脱发，口干，入午烘热，肢体畏寒，月经错期而量少，大便不畅，舌质嫩红，有青紫瘀点，脉沉细涩。

辨证：证属营血阴津内耗，瘀血凝滞痹阻，营伤于内，卫涩于外，经脉失宣，腠理失濡。

治法：养阴补血以滋源，温经破瘀以通痹。

处方：生地黄 12g，熟地黄 12g，玄参 9g，天花粉 9g，白芍 9g，赤芍 9g，首乌 12g，鸡血藤 12g，当归 9g，牡丹皮 9g，丹参 12g，苏木 9g，炙桂枝 6g，片姜黄 9g，炙鳖甲 12g，功劳叶 12g，制川乌 9g，制草乌 9g，益母草 12g。

上方加减治疗 3 月余，月经周期正常，经量适中，面色好转，四肢皮肤柔润松软，肿胀全退，关节强硬疼痛已除，屈伸灵活，其他症状基本消失。皮肤组织活检：真皮增厚，胶原束接近正常，结缔组织硬化及血管壁增厚均有显著改善。

按语： 此例姜老辨证为营血内虚，营伤于内，卫涩于外，经脉失宣，腠理失濡。所以根据血虚瘀阻、阴损阳痹的病理而采用补血活血、养阴温经的双向调节治法，润其源而通其流，濡其脉而煦其肤，相反以致相成，使顽疾得除。（选自《痹病古今名家验案全析》）

3. 朱仁康医案

王某，女，34 岁。1974 年 10 月 30 日初诊。

左小腿屈侧皮肤发硬 1 年。1 年前，先从左大腿屈侧上端 1cm 处皮肤肿胀，后向小腿至足踝部伸展，呈带状，皮肤发紧发硬。平卧时，躯体转侧不利，伴有腰痛，日常行走不便，影响工作。

检查：从左大腿屈侧上端起，伸向足踝部有 50cm × 10cm 大小皮肤硬化光泽之损害，捏之皮肤发紧，不能上提，大腿屈伸困难，皮肤未见萎缩。脉细滑，舌质红，苔白腻。

中医辨证：皮痹，证属风湿着于肌腠，气血瘀阻所致。

西医诊断：局限性硬皮病。

治法：祛风除湿，通络和血。

处方：独活 9g，当归 9g，赤芍 9g，桑寄生 9g，桂枝 9g，杜仲 9g，川续断 9g，狗脊 9g，地骨皮 9g，红花 9g，仙灵脾 9g，仙茅 9g。水煎服，每日 1 剂，2 煎分服。

1974 年 12 月 3 日二诊：服上方 30 剂后，左下腿硬化皮损渐见软化，但仍见腰痛，转身不利，肢倦无力。脉弦细，苔薄白。治拟益气活血，补肾扶腰。

处方：当归 9g，川芎 6g，党参 9g，赤芍、白芍各 9g，红花 9g，地骨皮 9g，川续断 9g，狗脊 9g，怀牛膝 9g。水煎服，隔日 1 剂，2 煎分服。

1975 年 1 月 3 日三诊：较前改善，但仍感下肢乏力，宗前方加苍术 9g、五加皮 9g 以健脾益气，仍隔日服 1 剂。

1975 年 1 月 19 日四诊：皮肤渐见软化，从二诊方中加桃仁 9g、伸筋草 9g。水煎服，隔日 1 剂。

1975 年 2 月 14 日五诊：腰痛已瘥，已能半日工作。左小腿屈侧皮损软化，已趋正常，局部色素加深，脉细弦，舌净。

处方：当归 9g，川芎 9g，赤芍 9g，地骨皮 9g，红花 9g，伸筋草 9g，鸡血藤 30g，怀牛膝 9g，杜仲 9g，川续断 9g。水煎服，隔日 1 剂。

1975 年 2 月 14 日六诊：左下腿原有皮损除足踝上角有小块约 3cm × 3cm 大小皮肤稍见硬化外，大部分已恢复正常，局部留有色素沉着。嘱继服前方，以竟全功。

按语： 本例为局限性硬皮病，属中医痹证范畴，古有"皮痹"之称。朱老认为本病的发生多由于气血不足，卫外失固，营卫不和，湿邪侵袭，气血凝滞，痹塞不通所致。患者左腿屈侧大片带状皮肤硬化。朱老从认证上认为腰为肾之府，肾虚则腰痛，阳虚则卫外失固，风湿之邪乘虚而入。脾主四肢，脾虚则肢倦无力。经络痹阻，营卫失和则左下肢皮肤顽硬。在治疗上，首先着重祛风除湿、通络行痹，后用益气活血、温阳补肾、健脾助力之剂，见效较捷。药用当归、赤芍、红花活血通络，独活、桑寄生祛风除湿，桂枝、杜仲、仙茅温补肾阳，地骨皮起以皮达皮之妙用，直达病所。共奏祛风除湿、通络活血之功。二诊风湿已祛，改用益气活血、补肾扶腰之治法；后随证小出入，坚持治疗基本痊愈。（选自《硬皮病治验三则》）

4. 焦树德医案

张某，男，37 岁。1990 年 4 月 13 日初诊。

患者 2 年来无明显原因出现双手指关节及双足趾关节疼痛，以后逐渐发展至全身关节疼痛，皮肤发紧，全身如裹皮革，皮肤绷紧而硬，曾在某医院诊治，疑为"类风湿关节炎"，采用西药布洛芬及中药、针灸、穴位注射等治疗，无明显效果，病情呈反复地进行性发作，遂来诊治。

刻症：全身关节肿胀、疼痛、活动受限，晨僵，全身如裹皮革，皮肤绷紧且硬，不能下蹲，手不能握拳，面色晦暗，皮肤欠灵活，皮肤色暗，黑褐不泽，不出汗，关节局部恶风寒，喜暖，食纳尚可，二便正常。

舌象：舌淡苔略白。

脉象：脉弦细略数。

西医诊断：系统性硬皮病。

中医辨证：寒邪束闭，营卫失和，腠肤失养，发为皮痹。

治法：辛温通阳，宣肺活瘀。

处方：桂枝 15g，麻黄 6g，细辛 3g，杏仁 10g，葛根 20g，桔梗 9g，苏子 10g，苏梗 10g，白僵蚕 12g，白芷 10g，炙山甲 9g，皂刺 9g，白蒺藜 12g，桃仁 10g，红花 10g，丹参 20g。

4 月 27 日二诊：服上药后自觉全身发暖，双手肿痛减轻，舌苔略白，脉沉略数，触之双手皮肤略发软。上方改皂刺 12g，炙山甲 10g，加当归 10g，生地黄、熟地黄各 20g。

5 月 11 日三诊：服药后双手肿痛明显缓解，双手皮肤较前明显发软，皮色由黑变浅，睡眠欠佳，舌苔白，脉沉略细。上方改白僵蚕 15g，炙山甲 12g，皂刺 15g，丹参 30g，加茜草 20g，远志 12g。

6 月 1 日四诊：晨起有时关节不灵活，双手肿胀，上午活动后肿胀可减，现双手及全身涔涔汗出，汗出后肿胀可消，皮硬变软，舌苔薄白，脉沉略滑。上方加海桐皮 15g，菊花 10g，全蝎 9g。

11 月中旬追访：患者坚持服药半年余，关节肿痛已消失，体力明显增强，可骑车往返近百里，并可登山游玩。肢体关节活动自如，皮肤正常，手可握拳，可随意下蹲，自由起立，手背皮肤柔软，可捏起，皮色润泽，面色由暗褐少泽变黄白而润，能正常生活和工作。

按语：皮痹之发生，内有肺脾肾虚为其本，外则必有风寒湿邪侵袭，其中寒邪中于经络肌肤是重要的致病因素。该例患者四肢不温、恶风寒、喜暖，皆是寒邪痹阻之象。皮毛主于肺，肺虚则腠理不固，肺气不足则在表寒邪无以清除，寒邪又易伤肺络，故而标本兼治，立法辛温通阳，宣肺活瘀。以麻黄汤宣肺解表，配葛根、桔梗增强散寒之力；之后又加以当归四逆方药以温通经脉；初获疗效后专注化痰逐瘀，以通手足凝滞之肌肤。（选自《焦树德治疗皮痹验案》）

5. 朱良春医案

（1）张某，女，6岁，河南洛阳人。2011年10月4日初诊。

患者2009年无明显诱因下出现右腿内侧皮肤硬化，起初未予重视治疗，继而出现双下肢及胸腹部皮肤硬化，范围渐扩大，局部肌肉萎缩，以右下肢为主，影响患儿行走。就诊于河南及北京等多家医院，明确诊断为"硬皮病"，予中药汤剂及维生素口服治疗，服药近两年，症情未有明显改善，皮肤硬化症状继续进展，已累及胸腹部。近来出现腹部及右膝关节局部皮肤痛痒伴脱屑，无明显红疹，夜寐小腿抽搐，双下肢乏力，右膝呈90°屈曲固定，右下肢肌肉萎缩。来我院就诊时查：肝肾功能正常，RF：（+），IgG：17.26g/L，ESR：31mm/h。苔薄白，质淡，脉细小数。

中医辨证：皮痹，属脾肾两虚，经脉痹阻。

治法：健脾益肾，蠲痹通络。

方药：蠲痹汤加青风藤30g，金刚骨50g，潞党参30g，生地黄、熟地黄各15g，云茯苓20g，生白术30g，陈皮6g，生黄芪30g，巴戟天20g，肉苁蓉20g，山茱萸20g，凤凰衣8g，蛇蜕10g，莪术8g，白芍30g，淫羊藿15g（12剂，1剂药服2日）。金龙胶囊，每次2粒，每日3次。益肾蠲痹丸，每次半包，每日3次。外浴方：苏木30g，伸筋草30g，蛇床子20g，地肤子30g，红花15g（12剂，一剂药煎汤洗两日）。

2011年10月19日，治疗半个月后来电，皮肤瘙痒感明显减轻，无脱屑，夜寐下肢抽搐、痉挛症状逐渐减轻，经按摩片刻后即可缓解，续配中成药。

2011年11月21日，治疗一个半月家属来电，皮肤瘙痒脱屑基本缓解，偶有夜间小腿抽搐，皮肤硬化尚未有明显变化，但未再进展，病情控制可，纳谷转佳，体重1个月余来增加2～2.5kg，二便调，续配药1个月。

2011年12月21日二诊：夜寐小腿抽搐基本缓解，唯半月来右下肢困重乏力，不敢触地，按揉则舒，双下肢及腹部皮肤硬化有所缓解，皮肤表面有纹路显现，右膝关节局部皮肤仍有痛痒感，纳可，夜寐一般，二便尚调。今查血沉29mm/h，苔薄白，脉沉细。予收住入院，配合中药熏蒸及功能锻炼。中药汤剂、中成药同前，另加蕲蛇粉胶囊口服，每次0.3g，每日3次。治疗6个月后，皮肤硬化得到控制，关节活动度较前增大，由之前90°屈曲固定位可伸展至160°左右。予出院带药，门诊继续巩固治疗。

2012年10月4日三诊：病变局部皮肤渐松软，汗毛长出，肌肉渐丰，无关节疼痛，能独立行走，复查指标正常。继续巩固治疗。

2015年暑假复诊，能正常行走，现服成药巩固。

（2）蒋某，女，36岁，南通人。1998年12月15日初诊。

患者两手指苍白、色紫，交替发作1年，今年入冬后两手指僵硬、冷痛麻木，膝、踝关节疼痛肿胀，面部表情呆板，皮纹消失，夜寐咳嗽，曾在南通大学附属医院治疗，诊断为类风湿关节炎，服消炎止痛药后疼痛稍缓，但面部皮肤僵硬，紧绷感进行性加重，手指苍白，遇冷后紫暗，前来诊治。根据面部表情，触摸皮肤无弹性，僵硬，又有雷诺现象，经生化检查：ESR：82mm/h，CRP：31.2mg/L，IgG：20.9g/L，IgM：3.19g/L，CIC：（+），RF：（+）（1 : 120），ENA总抗体：（+）。

西医诊断：硬皮病。

中医辨证：皮痹，属气血亏虚、肾虚络瘀。

治法：补益气血，活血通脉，蠲痹通络。

方药：制川乌10g，川桂枝10g，当归10g，鸡血藤30g，枸杞子15g，水蛭 6g，桃仁 10g，红花 10g，川芎 10g，熟地黄 15g，生地黄 15g，甘草 6g。7 剂，每日 1 剂。浓缩益肾蠲痹丸 4g×21 包，1 包 / 次，每日 3 次。金龙胶囊 2 瓶，2 粒 / 次，每日 3 次。

1998 年 12 月 24 日二诊：服药 2～3 日，关节疼痛增剧，续服后第 5 日开始疼痛缓解，苔薄白，脉细小弦，余无不适，药症合拍，率由旧章，续当原法出入。上方加鹿角霜 10g，14 剂；浓缩益肾蠲痹丸 4g×42 包，1 包 / 次，每日 3 次；金龙胶囊 3 瓶，2 粒 / 次，每日 3 次。

1999 年 1 月 8 日三诊：药后两踝关节疼痛明显好转，面部皮肤亦转润，余症同前，续当守法损益。上方加炙黄芪 20g、生黄芪 20g，14 剂；浓缩益肾蠲痹丸 4g×2 包，1 包 / 次，每日 3 次；金龙胶囊 3 瓶，2 粒 / 次，每日 3 次。

1999 年 1 月 23 日四诊：面部皮肤松软、红润，两手指僵硬疼痛亦消，唯膝关节疼痛阵作，苔薄白，脉细小弦，续当原法继进之。上方加乌梢蛇 12g，土鳖虫 10g，14 剂；浓缩益肾蠲痹丸 4g×42 包，1 包 / 次，每日 3 次；金龙胶囊 3 瓶，2 粒 / 次，每日 3 次。

1999 年 2 月 8 日五诊：药后面部皮肤红润，两手指雷诺现象明显减轻，唯手指肿胀，苔薄黄，脉细，续当原法巩固之。上方加忍冬藤 30g，14 剂；浓缩益肾蠲痹丸 4g×42 包，1 包 / 次，每日 3 次；金龙胶囊 3 瓶，2 粒 / 次，每日 3 次。

1999 年 2 月 23 日六诊：足趾疼痛已平，唯两手指雷诺现象未已，手指肿痛已平，苔薄白，脉细，续当原法出入。中药及成药同前。

1999 年 3 月 9 日七诊：症情稳定，右手小指肿痛两天后，现肿痛已消，晨僵历时 3～5 分钟，苔薄白，脉细小弦，考虑病情经用药 3 个月，症状基本缓解，给予停金龙胶囊，使用自行研制的扶正蠲痹胶囊，继续观察疗效。

1999 年 3 月 25 日八诊：免疫学检查：RF：(+)(1∶30)，CIC：(+)，ESR：28mm/h，IgG：正常，CRP (+)。

1999 年 8 月 30 日九诊：经服用扶正蠲痹胶囊 3 个月，关节已不感到疼痛，手指已温，复查：RF：阴性，CIC：阴性，ESR：6mm/h，Ig、CRP均正常。

2000年8月6日十诊：一直服用扶正蠲痹胶囊，病情稳定，临床缓解。

按语：《内经》有"血凝于肤者为痹"之说，说明硬皮病的基本病机在于血瘀。已有研究表明微循环的紊乱是硬皮病发病的环节之一。临床疗效表明，中医对皮痹的基本病理血瘀的认识以及采用活血化瘀治则治疗皮痹是正确的。该病初起于肺，渐损及脾肾，三脏之虚为本。

例1患者硬皮病累及下肢及胸腹部皮肤，伴肌肉及功能障碍，缠绵难愈并逐渐加重，病久可损及多个脏器及组织，给患者带来极大痛苦。其主要病机为肺脾肾虚，治疗上以健脾益肾为主，以青风藤、金刚骨调节免疫，四君子汤补中健脾，生地黄、熟地黄、巴戟天、淡苁蓉、山茱萸、淫羊藿等益肾壮督，并配合活血化瘀、燥湿止痒之品局部外洗。下肢功能恢复较慢，遂予中药熏蒸及康复功能锻炼，并加用蕲蛇粉胶囊，加强舒筋活络之功。本案患者的治疗过程中，中药熏蒸及康复功能锻炼对下肢的功能恢复发挥了重要作用。

例2患者入冬后两手指僵硬、冷痛麻木，膝、踝关节疼痛肿胀，面部表情呆板，皮纹消失，其症状与《素问·痹论》"痹在于皮则寒"的描述颇相吻合；夜寐咳嗽，是皮痹不已，复感于邪，内舍于肺的征象。治当标本兼顾，治本用扶正益肾蠲痹丸，标本同治用金龙胶囊配合中药汤剂，方中川乌、桂枝温经散寒通络；当归、鸡血藤、水蛭、桃仁、红花、川芎养血活血，通络除痹；地黄养血益阴补肾；继之增黄芪益气扶正，祛风运毒；乌梢蛇、土鳖虫化瘀通络。治疗过程中用药循序渐进，病情也随之逐渐改善。本案应用大量活血化瘀药正是基于化瘀为主这一治疗原则。（选自《朱良春益肾蠲痹法治疗风湿病》）

6. 邓铁涛医案

谭某，女，58岁。2000年1月6日收入广州中医药大学第一附属医院治疗。

主诉：四肢皮肤渐进性绷紧半年。

现病史：四肢皮肤渐进性绷紧半年，经香港某医院确诊为硬皮病，曾服用强的松治疗无改善。伴有乏力，气短，声音嘶哑，消瘦。X线检查示肺纤维化，余无异常。

皮肤检查：双上肢肘关节以下皮肤绷紧，硬如皮革，手指屈伸受限，双下肢小腿处亦稍有绷紧，四肢末端麻木。

舌象：舌偏红，苔少。

脉象：脉弱。

中医辨证：皮痹，证属肺肾阴虚。

西医诊断：系统性硬皮病。

治法：益气健脾，活血滋阴。

处方：黄芪 20g，生地黄 12g，熟地黄 12g，阿胶 12g，牡丹皮 10g，茯苓 10g，泽泻 10g，山茱萸 15g，石斛 15g，山药 30g，太子参 30g，红花 5g。每日 1 剂，水煎服。

1 月 14 日二诊：患者诉四肢远端皮肤绷紧感明显减轻，双肘关节以下皮肤较前软化，尤以左上肢远端明显改善，声音已正常。予原方继服。

1 月 31 日三诊：症状继续好转，大便略偏稀，舌红，苔少，脉弱，尺脉尤甚。

处方：黄芪 30g，太子参 30g，山药 30g，熟地黄 24g，牡丹皮 10g，茯苓 10g，泽泻 10g，山茱萸 10g，白术 10g，阿胶 12g，红花 6g，砂仁 3g，石斛 15g。

2 月 18 日四诊：患者双上肢皮肤已明显软化，手指屈伸自如，生活自理。近日脱发较多，遂于原方加当归、黑豆等养血之品。2 月 28 日病情改善，带药出院。

按语：本例患者以皮肤硬化干枯为主要表现，为阴液不足，"皮痹不已，内舍于肺"，涉及肺脏损害，但其本在肾。病机以肺、脾、肾气阴不足为主，形成多脏同病。以补益肺脾、养阴活血为法则，基本方以六味地黄丸培补元阴为主，加黄芪、太子参益气健脾，其中黄芪又能走肌表输布津液，是为要药；加阿胶以养肺阴，以其"血肉有情之品"填阻塞隙，病在肌肤用阿胶寓有中医"以形养形"之意；皮肤干硬如革，是久病兼有血瘀，在用养阴药时可配合红花等活血而不燥的药物；久服补药须防滋腻碍脾胃，加少许砂仁、陈皮助运化。本病病位在肺，其本在肾，以阴液不足为基本病机。邓老以此理论和相应方药治疗硬皮病多例，效果均满意。（选自《邓铁涛教授治疗硬皮病验案 2 则》）

7. 张志礼医案

（1）肖某，女，50 岁。1997 年 4 月 27 日初诊。

左大腿根外上侧发痒、发红 2 年未引起注意。2 个月前该部位出现大片淡紫红色斑，边界清楚，看不清皮纹，触之略硬。某医院诊为"限局性硬皮病"。给予局部封闭、外用红花油，效果不明显。患处缺乏自觉症状，平素乏力肢倦，腹胀易躁，经期后错，量少有块。

皮肤科检查：左髂部可见 9cm × 5cm 大小的片状萎缩硬化斑，中央有散在小片象牙白色斑，周围皮肤正常，境界清楚。

舌象：舌质暗，苔白。

脉象：脉弦细。

西医诊断：局限性硬皮病。

中医辨证：皮痹，证属脾气不足，经络阻隔，气血瘀滞。

治法：健脾益气，温通经络，活血软坚。

处方：黄芪 15g，党参 15g，白术 10g，茯苓 15g，丹参 15g，赤芍 15g，红花 10g，川芎 10g，熟地黄 15g，鸡血藤 30g，白芥子 10g，桂枝 10g，夏枯草 15g，木香 10g，枳壳 10g。

二诊：服上方 14 剂，以中心象牙白色皮损转变较为明显。继服前方。

三诊：服上方 28 剂，局部皮损颜色变至淡粉，且皮肤变软，已明显可以提起。前方去夏枯草，加女贞子 15g，旱莲草 15g。此方连服 2 月余，局部皮损肤色正常。触之柔软，已见到皮纹，基本恢复正常。

（2）邸某，女，32 岁。1997 年 6 月 25 日初诊。

2年前胃切除术后不久，面部、双手出现浮肿，未予重视，渐出现面部、双上肢皮肤发紧变硬，影响活动功能，一月前在北京协和医院皮肤科经检查（包括病理检查），确诊为系统性硬皮病，现服强的松 50mg/d，病情得到控制，但症状未见明显改善，故来诊要求结合中医治疗。症见气短乏力，四肢不温，口淡纳差。

皮肤科检查：面部表情固定，口唇变薄，张口最大唇间距 1.6cm，面部、手背、前臂皮肤变硬，表面蜡样光泽，触之有皮革样硬度，不能用手指捏起。手指活动受限，面部皮肤色素沉着，杂有色素减退斑。

舌象：舌质淡胖，苔白腻。

脉象：脉沉细。

西医诊断：系统性硬皮病。

中医辨证：皮痹，证属脾肾阳虚，气血两虚，经络阻隔，血脉瘀滞。

治法：温补脾肾，益气补血通络。

处方：人参 8g（另煎服），黄芪 20g，白术 10g，茯苓 15g，桂枝 10g，白芥子 10g，熟地黄 15g，当归 10g，川芎 10g，薏苡仁 30g，木香 10g，益母草 20g。每日 1 剂，水煎服。外用方：艾叶 30g，乳香 6g，没药 6g，透骨草 30g，伸筋草 30g。每日 1 剂，煎水熏洗，每日 2 次。续服强的松 50mg/d。

二诊：服上方 14 剂后，倦怠乏力症状有所改善，纳食增，皮肤紧绷感减轻。舌质淡胖，苔白腻，脉沉细。加鹿角胶 10g，白附子 6g，片姜黄 10g。服强的松 45mg/d。

三诊：服药共 45 剂，皮纹出现，皮损有所变软，手指活动正常，张口基本正常，舌质淡，苔白腻，脉沉细。服阳和丸和除湿丸调理。服强的松 30mg/d。

半年后电话随访，皮肤基本变软，表情如常，唯仍有色素沉着。仍在服用阳和丸和除湿丸，服强的松 15mg/d。

按语：局限性硬皮病多从脾肺入手，一般病史较短者，邪多稽留于肺；但是随着病期的延长，脾气不足的证候表现逐渐突出，一是皮损本身的变化，二是伴随症状的出现。例 1 患者初期症状持续了 20 余月，病势已从皮表入里，转而为皮损硬化、萎缩，伴乏力、肢倦等脾气不足的症状，进而影响肝之条达，气血为此失于调畅而经脉阻滞。临床抓住健脾益气之关键，配合活血温经药物的使用，达到软坚通络、消除硬化的目的。

系统性硬皮病发生多为脾肾阳虚，气血不足，卫外不固，腠理不密，风湿之邪乘隙侵袭，阻于皮肤肌肉之间，痹塞不通所致。治疗上多以健脾益肾、活血通络软坚为法。例 2 初诊见脾肾阳虚之证，但食少纳差、倦怠乏力等脾虚症状明显，故治疗上先以人参、黄芪、白术、茯苓健脾益气为先，辅以熟地黄、当归、川芎、桂枝、白芥子补肾温经养血通络，待二诊乏力症状缓解，纳食增加，进而加鹿角胶、白附子、淫羊藿加强温肾壮阳、温经散寒作用。后加阳和丸和除湿丸调理，共奏温阳养血通络、祛风除湿散结之功。激素用量递减至维持量，达到临床较理想的治疗效果。(选自《张志礼治疗硬皮病经验》《张志礼教授临证治验 3 则》)

8. 张鸣鹤医案

（1）刘某，女，61 岁，农民，上海人。2012 年 8 月 7 日初诊。

主诉：全身皮肤硬肿 3 个月。

现病史：患者 3 个月前出现全身皮肤硬肿，于当地医院诊为"硬皮病"，住院治疗，效不佳。现症见全身皮肤硬肿，乏力，四肢不温，纳可，眠差，二便调。患者一般情况可，肥胖体质，全身皮肤硬肿。实验室检查：2012 年 5 月 3 日查 ANA1：100（＋），Scl-70（＋）。

舌象：舌淡红，苔白厚稍腻。

脉象：脉沉迟。

中医诊断：皮痹（寒湿阻络型）。

西医诊断：硬皮病。

治法：健脾化湿，温经通络。

处方：葛根 20g，党参 20g，白术 20g，猪苓 20g，泽泻 20g，茯苓皮 30g，赤芍 20g，白芍 20g，当归 10g，熟附子 6g，桂枝 10g，炙甘草 10g。

18 剂，水煎服，日 1 剂，连服 6 天，停药 1 天。

2012 年 8 月 30 日二诊：患者全身皮肤硬肿减轻，皮肤变软。舌淡红，苔白稍腻，脉沉缓。中药上方继服，水煎服 18 剂。

2012 年 9 月 21 日三诊：诸症大减，患者全身皮肤硬肿进一步减轻，皮肤进一步变软。舌淡，苔薄白，脉沉缓。中药上方去猪苓，改茯苓皮为茯苓 20g，加鸡血藤 20g 继服，水煎服 24 剂后中药加工成丸剂缓攻以巩固调理。

随访，患者病情稳定。

（2）相某，男，59 岁，农民，山东淄博人。2011 年 12 月 22 日初诊。

主诉：双手、双前臂紧硬 4 年余。

现病史：患者 4 年前出现颜面发紧发硬，于当地医院确诊为"系统性硬皮病"，一直服用白芍总苷，效果不明显。现症见：双前臂、双手紧硬，口周呈放射状，张口受限，双腕、双踝痛，怕冷，乏力，口干鼻干。皮肤查体：面具脸，皮肤光亮僵硬，两手指节僵硬，握不住，指端膜样变，部分指端溃疡，两前臂皮肤僵硬，下肢皮肤瘀斑，雷诺征（＋）。实验室检查：2011 年 12 月 20 日查血沉 11mm/h；ANA 1∶100（＋），Scl–70（＋）。CT 示：①两肺气肿证；②两下肺间质改变；③多发性肝囊肿。钡餐示：胃炎表现。

舌象：舌质瘦小，苔少。

脉象：脉沉弱无力。

中医诊断：皮痹（脾肾亏虚血瘀型）。

西医诊断：硬皮病。

治法：益气养阴，活血化瘀，补肾纳气。

方药：黄芪 20g，党参 20g，北沙参 15g，山茱萸 12g，水蛭 6g，红花 10g，菟丝子 20g，黄精 15g，白芥子 12g，瓜蒌 15g，补骨脂 12g，沉香 6g，鹿角胶 12g（烊化）。24 剂，水煎服，日 1 剂，连服 6 天，停药 1 天。另服强的松 20mg，每天 1 次；迪巧 2 片，每天 1 次。

2012 年 1 月 19 日二诊：肌肉僵硬较前减轻，皮软，双小腿较前减轻，较前有力，双腕、踝痛明显减轻，口鼻干明显减轻，右手指末端溃疡愈合，下肢皮肤瘀斑，张口受限，时心慌气短，苔黄，脉濡。中药上方去红花，加黄柏 12g、川牛膝 15g；水煎服，24 剂。强的松改为 15mg，每天 1 次。

2012 年 2 月 23 日三诊：右食指端溃疡愈合，颜面、口周皮肤较前变软，能张口，口干舌燥，鼻干，双手指胀痛，双小腿酸软，双下肢皮肤瘀斑，雷诺征（＋）。

处方：黄芪 20g，绞股蓝 15g，泽兰 20g，水蛭 6g，莪术 12g，白芍 20g，红花 10g，当归 15g，沙参 12g，山茱萸 12g，补骨脂 12g，黄精 15g，甘草 6g。水煎服，24 剂。

2012 年 3 月 20 日四诊：近期感脊背痛，左髋痛，两手发凉，右手食指指端溃疡，触压痛明显。X 线片：脊柱侧弯，骨质稀疏。苔白燥，脉沉缓。

处方：葛根 30g，黄芪 15g，鸡血藤 20g，桂枝 10g，补骨脂 15g，川续断 20g，川牛膝 20g，水蛭 6g，赤芍 20g，红花 10g，仙茅 12g，熟附子 6g。水煎服，24 剂。强的松改为 10mg，每日 1 次；迪巧继服。

2012 年 4 月 18 日五诊：症减，部分足趾痛，右手食指膜样变，溃疡已愈合，脊背、右胁肋痛，舌红，苔白，脉沉缓。中药以 3 月 20 日方加羌活 15g，水煎服，24 剂。

2012 年 6 月 22 日六诊：两手发胀、僵硬，握不住，左胸背痛。雷诺征（＋）。查：血沉 14mm/h；肝肾功（－）；ANA1：100（＋），Scl–70（＋）；RF、ASO、CRP（－）。

处方：葛根 30g，黄芪 15g，党参 20g，白芥子 12g，羌活 15g，川芎 12g，水蛭 6g，红花 10g，细辛 6g，王不留行 15g，桂枝 10g，川续断 20g，甘草 6g。水煎服，24 剂。强的松改为 7.5mg，每日 1 次；钙片继服。

2012 年 8 月 3 日七诊：手指仍发凉，左足趾时痛，左胁、腰背痛稍减。苔淡黄，脉沉弱。中药上方去羌活加川牛膝 15g，水煎服，30 剂。

2012 年 9 月 15 日八诊：诸症减轻，胃胀，大便稀，仍感脊背痛，右胁肋痛甚，雷诺征（＋），舌红苔少，脉缓。中药上方去葛根，加木香

（后下）9g、山药9g、炮姜6g、砂仁（后下）6g；继服24剂。

2013年10月20日九诊：症状进一步改善，有时左髋痛，苔少，脉沉缓。中药以9月15日方继服，水煎服，30剂，服2天，停1天；后续改为丸剂，巩固疗效。

随访，患者皮肤较前软化，肢体活动不受限，干农活无碍。

按语： 张老认为本病特点为本虚标实，本虚为先天禀赋不足，脏腑气血亏虚；标实为邪气痹阻经络，气滞血瘀，脏腑功能失调，酿生痰浊、痰瘀互结、痹阻经络。故治疗上以"补""通"为两大原则，"补"为补益肺脾肾以治其本，包括健脾益气、补脾益肾；"通"为通络，包括祛风除湿通络、活血化瘀通络、温阳散寒通络、清热凉血解毒通络。遣方用药上"补""通"贯穿疾病治疗的始终，但根据病情、病程的不同，各有所侧重。

例1患者为肥胖体质，全身皮肤硬肿，为素体脾肾阳虚，感受寒湿外邪所致。脾虚湿盛，内外合邪，水湿停滞，寒凝气滞，脉络受阻。脾虚运化水湿功能受损则脾为湿困，"邪之所凑，其气必虚""同气相求"，故脾虚湿盛更易感受寒湿之邪而为病。肾为元阳之本，脾虚日久易损及肾阳而致脾肾阳虚，故乏力、四肢不温、怕冷。治之以健脾化湿、温经通络。方中葛根以升脾胃清阳之气；党参、白术、茯苓健脾益气化湿；因患者肿象明显，故予猪苓、泽泻、茯苓皮以利水渗湿。"血不利则为水"，故予当归养血活血，此处当归之用意有二：一来补血养血，因脾虚气血生化乏源而致血虚；二来活血，因"血不利则为水"，以促进水肿的消散。此时切记不能用活血峻猛之品，以防肿之愈甚。赤芍、白芍则养血敛阴，其性苦、微寒，有坚阴之效，并且西医学药理研究认为白芍有解除血管、肌肉痉挛作用；另外与温经通络之附子、桂枝配伍，寒热相因，防其热之太过。炙甘草健脾益气补中、调和诸药。纵观整个治疗过程，审证求因、病证结合，取得佳效。

例2属硬皮病慢性进展期。该患者病史较长，来诊时症见双前臂、双手紧硬，口周呈放射状，张口受限。查体：面具脸，皮肤光亮僵硬，两手指节僵硬，握不住，指端膜样变，部分指端溃疡，两前臂皮肤僵硬，下肢皮肤瘀斑。雷诺征（＋），舌暗红，苔少，脉沉涩。证属脾肾亏虚血瘀型。本虚为前提，故健脾益气用黄芪、党参；养阴用沙参、菟丝子、黄精。但本例患者为病至中后期，正气耗伤较甚，痰瘀相互胶结，正虚邪恋，疾病日久，必及于肾，肾元亏虚，阴阳俱衰，气滞血瘀，肌肤失充，故要扶正的基础上祛邪。加用熟附子、川续断、补骨脂补壮肾阳、壮骨；黄精、鹿角胶滋肾阴，并且加强温经通络药物的应用；桂枝、细辛散寒凝，通络祛邪；鹿角胶为血肉有情之品，用以滋阴填隙，改善皮肤硬化；因患者双下肢瘀斑明显，结合舌苔、脉象故知瘀之重，故用破血逐瘀之水蛭、莪术等；因患者本虚，故加养血通络之当归、鸡血藤以防破血太过。脾之运化功能恢复后，气血生化有源，则气血得以运行畅通。"脾为生痰之源"，脾之功能恢复后则运化水湿正常，痰饮无以生成，此断痰饮之源。方中用白芥子以去"皮里膜外之痰"。因患者胸闷气短，故加用瓜蒌、沉香、补骨脂以润肺宽胸，引气归原，补肾纳气。总之，纵观本病的治疗过程，提示疾病中后期应注意三点：①活血药的应用：虫类峻猛的活血药要用，但为防太过，应注意配伍养血之品以治其本；②病久"穷必及肾"，要注意先天之精的调补，特别是肾阳的壮补；③痰的祛除问题：健脾以去生痰之源，治肺以去生成之痰，用化痰软坚之品以去皮里膜外、经络之痰。（选自《张鸣鹤教授治疗硬皮病经验总结》）

9. 娄多峰医案

李某，女，10岁，学生。1990年1月15日初诊。

主诉：双手指、腕、踝部皮肤肿胀变硬3年。

现病史：于1987年4月不明原因出现全身皮肤发痒、斑疹，不高出皮肤，局部发热。3个月后出现双手腕、踝部皮肤肿胀、变硬，局部关节疼痛、僵硬。局部皮肤指陷性水肿，不红，触之不热，但自觉局部皮肤发热。经服用多种中西药（不详）无效。平素易鼻衄。

检查：神清，精神差，双腕、双踝关节压痛，局部皮肤变硬，呈指陷性水肿，颜色变暗。双手指皮肤变硬，似"腊肠"样。

舌象：舌质淡红，有瘀点，苔薄白。

脉象：脉弦细。

中医诊断：皮痹，证属湿热夹瘀，痹阻经络。

治法：清热祛湿，活血化瘀。

处方：忍冬藤 60g，薏苡仁 30g，当归 20g，丹参 20g，鸡血藤 20g，赤芍 15g，桃仁 9g，红花 9g，姜半夏 9g，陈皮 9g，炒山甲 9g，香附 20g，甘草 9g。水煎服。

3月1日二诊：服上药30剂，关节疼痛明显减轻，局部水肿减轻，皮肤较前变软。自觉有时局部发热，遇凉病情加重。舌质淡红，瘀点，苔薄白，脉弦。上方加桂枝 12g，继服 30 剂。服 30 剂后，将上方共为细末，每服 3～5g，每日 3 次，连服 3 个月。

8月21日三诊：关节疼痛消失，双手、腕皮肤无肿胀，弹性及硬度正常，双踝部皮肤仍稍硬，不痛不肿。舌质淡红，苔薄白，脉稍弦。上方加川牛膝 15g，共为细末，每服 3～5g，每日 3 次，连服 3 个月。

1992年4月23日追访，停药1年余，病情稳定。腓肠肌稍硬，余无不适。

按语：《素问·痹论》曰："在于皮则寒。"《玉机真藏论》又曰"皮肤闷而热"或"瘾疹"，或"不仁肿痛"，与该病极为相似。外邪侵袭是皮痹的主要病因，其中以风寒湿邪为主，脏腑失调是皮痹的内在因素。皮痹常见病机以脾肾阳虚为主。但皮痹亦有属热者，此为皮痹之变。该例患者为硬皮病早期，根据临床表现，证属湿热瘀痹皮肤经络所致，治以清热祛湿，活血化瘀并重。半夏在此应用，既和胃化痰，又散结软坚，不可不用。（选自《娄多峰论治痹病精华》）

10. 禤国维医案

刘某，女，46岁，干部。1991年6月18日初诊。

主诉：面部、四肢皮肤发硬绷紧伴关节痛一年余。

现病史：患者于一年前，双手手指出现红斑、肿胀，继而绷紧发硬，数月后萎缩，关节痛，不能握拳，并渐扩展至前臂、上臂及面部。经外院病理检查，符合硬皮病诊断。用激素治疗一段时间，病情略有好转，但因出现严重胃痛等副反应而停用激素后，病情又有发展，乃转请褚老治疗。刻下面色白而无华，神疲乏力。

查体：其面部、手指、前臂、上臂及小腿皮肤萎缩，呈蜡黄色，皮纹消失，皮肤与皮下组织粘连，呈板状。手只能半屈曲，雷诺征阳性。

舌象：舌淡，苔白。

脉象：脉细弱，两尺尤甚。

中医辨证：皮痹，属肾阳虚亏。

治法：补肾温阳，补脾通滞。

方药：金匮肾气丸加减。

附子 10g，肉桂 3g，鹿角霜 10g，熟地黄 20g，山茱萸 12g，怀山药 15g，当归 15g，阿胶 6g，牡丹皮 10g，茯苓 10g，泽泻 10g。水煎服，每日 1 剂。

服药 1 月后，面色稍有红润，神疲乏力好转。以后用此方适当加减。3 个月后，雷诺征转阴性，萎缩及硬化的皮肤开始恢复弹性，能握拳，关节痛亦好转。续以原方加减服用。

1992 年 1 月 21 日复查，症状及体征大部分消除。随访一年，未见复发。

按语： 硬皮病属中医"痹证"范畴。《素问·痹论》曰："痹在于骨则重，在于脉则血凝而不流，在于筋则屈不伸，在于肉则不仁，在于皮则寒。"其基本病机为肾阳虚衰，寒凝血滞。褚老选用金匮肾气丸温补肾阳，阳复则疾病得愈。褚老认为，在补阳时不忘补阴，方中附子、肉桂等温阳，熟地黄、山茱萸、山药等护补肾阴，使阴阳和合，微微生火，疾病稳步向愈，疗效较为巩固。否则，一味温阳，疗效不持久。硬皮病除阳虚外，多有血虚，要注意补血养血，酌加当归、阿胶等，以免血少脉涩而不通。硬皮病系慢性病，疗程较长，不可经常变动治则与方药，否则难以取得预期

效果。(选自《国维教授运用补肾法治疗疑难皮肤病经验举隅》)

11. 陈湘君医案

(1)许某,女,15 岁。2013 年 8 月 14 日初诊。

主诉:身发硬斑 2 年。

现病史:2 年前患者大腿内侧发出褐色圆形斑片,面积约 2 × 2cm² 大小,不痛不痒,未予重视,后延及全身。经华山医院皮肤活检示"表皮基底层色素增加,有胶原纤维增生,毛细血管周围灶性淋巴细胞浸润,结合临床符合硬皮病,遂诊断为"局限性硬皮病",予中西药物治疗未见良效,大便干结,身形瘦小,面色苍黄。舌尖红苔薄白,脉细小。

辨证:肝肾不足,血行瘀阻。

治法:补肝肾,活血通络。

处方:生地黄、熟地黄各 15g,山茱萸 9g,知母、黄柏各 12g,牡丹皮、丹参各 20g,川芎 30g,莪术 30g,蝉蜕 12g,当归 12g,王不留行 15g,生黄芪 30g,赤芍、白芍各 12g。

2013 年 8 月 28 日二诊:前方投 14 剂后,皮肤褐色斑颜色渐淡,苔薄质紫脉细,考虑守法再进。

处方:生地黄、熟地黄各 15g,山茱萸 9g,知母、黄柏各 12g,牡丹皮、丹参各 20g,川芎 30g,莪术 30g,蝉蜕 12g,当归 12g,王不留行 15g,生黄芪 30g,赤芍、白芍各 12g,水蛭 6g,旱莲草 15g,菟丝子 20g,制首乌 15g。

随访,守上方服三十余剂后皮肤褐色基本消退,遂停药,至今未复发。

(2)冯某,女,41 岁。2009 年 5 月 30 日初诊。

主诉:全身多处皮肤硬化 3 个月。

现病史:患者于 3 个月前发现左乳房下、左背及腰背出现带状皮肤硬化,色素沉着,至协和医院皮肤活检,诊断为"硬皮病"。现口服复松片 8 片,日 3 次;维生素 B_6 1 片,日 3 次;维生素 E 2 粒,日 3 次;积雪苷软膏外涂,日 2 次。查体:左乳房下连及后背皮肤紫褐纹 5cm × 30cm,背部 3cm×5cm，腰部 3cm×5cm，质地变硬。余无不适，纳寐可，二便调，月经调。诊见舌淡红，苔薄白，脉弦细。

辨证：气血亏虚，气滞血瘀，痰瘀交阻。

治法：益气养血，疏肝解郁，活血化痰。

处方：生黄芪 30g，当归 12g，丹参 30g，莪术 15g，川芎 12g，赤芍、白芍各 15g，落得打 15g，柴胡 12g，生白术 12g，郁金 12g，枸杞子 12g，王不留行 15g，熟地黄 15g，菟丝子 15g。

二诊：服前方 14 剂，皮损同前，无不适，二便调，诊见舌红苔薄，脉细。前方继进，予守方加桃仁、红花各 9g，山慈菇 15g。

三诊：继予前方月余，患者左乳下、后背及腰部可见紫褐色皮损，触之较正常皮肤硬，经量不多，诊见苔薄，脉细。

处方：生黄芪 30g，当归 12g，丹参 30g，莪术 15g，桃仁、红花各 12g，王不留行 15g，僵蚕 15g，山慈菇 15g，土茯苓 30g，赤芍、白芍各 15g，仙灵脾 15g，落得打 15g。

四诊：继服前方月余，左乳下、后背及腰部可见紫褐色皮损，触之质软，无不适，诊见苔薄，脉细。证同前，继予疏肝理气，益气养血，活血化痰通络。

处方：柴胡 12g，白芍 15g，丹参 30g，莪术 15g，黄芪 15g，白术 12g，土鳖虫 12g，枸杞子 12g，制首乌 15g，王不留行 15g，当归 12g，菟丝子 15g，土茯苓 30g。

五诊：服用前方两月余，左乳下索条状物仍有，抬臂有牵拉感，诊见苔薄，脉细。证治同前，重用活血化痰通络之品。

处方：生黄芪 30g，生白术 12g，生薏苡仁 30g，僵蚕 30g，柴胡 12g，白芍 15g，地龙 15g，生龙骨、生牡蛎（先煎）各 30g，夏枯草 12g，浙贝母 15g，莪术 15g，丹参 30g，山慈菇 15g。

六诊：继予前方月余，左乳外下方皮肤粗糙，扪之稍硬，背腰部色素沉着仍有，触之质软，诊见苔薄，脉细。守方继进，予守方加玉竹 12g、苦参 12g、当归 12g。

七诊：再服前方月余，左乳下条索状物已无，月经调，诊见舌尖红，苔薄，唇红，脉细。证同前，治予益气养阴，疏肝解郁，活血化痰。

处方：生黄芪30g，北沙参30g，生白术12g，生薏苡仁30g，柴胡12g，白芍15g，浙贝母15g，夏枯草15g，僵蚕15g，山慈菇15g，当归12g，莪术15g，丹参30g。

按语：硬皮病临床多见局部或全身皮肤增厚变硬，可伴关节酸痛。《诸病源候论》谓："皮痹，则皮肤无所知。"患者以全身多处皮肤局部增厚、不仁不痛为主症，可归为该证。

例1患者系青春少女，正值肾气充足之时，今反见面色苍黄，身形瘦小，乃肝肾不足，气血不充之象，而局部褐斑留着不去，舌质紫暗，则为肝肾精血不充，血流瘀阻所致。治用知柏地黄丸滋补肝肾之阴，佐以活血消风之剂，缓消褐斑，终见成效。

例2为局限性硬皮病，从中医学的认识来说，患者主要表现为左乳房下、左背及腰背出现带状皮肤硬化，局部皮肤色素沉着呈紫褐色，当属于"皮痹"范畴。《灵枢·五变》云："粗理而肉不坚者，善病痹。"《济生方·诸痹门》云："皆因体虚，腠理空疏，受风寒湿气而成痹也。"陈老遵从古训，提倡以扶正法为主治疗痹证。故认为，本病之根本在于正气不足，病理基础为气滞痰凝血瘀。本病的发病部位归属肝经循行之处，其病因病机为先天不足，后天失养，而致气虚血瘀，痰凝气滞，痹阻肌肤经络所致。治疗上，陈老以健脾益气为主，佐以活血化痰、疏肝柔肝。从以上六诊处方来看，陈老喜以生黄芪益气健脾为君；活血化瘀多用当归、莪术、丹参三药为一组；化痰软坚散结喜用山慈菇、僵蚕、象贝母、夏枯草之类；方中巧用柴胡、白芍两药，前者疏肝理气，后者养肝柔肝，使邪从肝经而驱，故得奏效。(选自《陈湘君教授从医从教五十周年文集》)

12. 孟如医案

李某，女，31岁。1997年5月26日初诊。

主诉：全身皮肤变黑，四肢关节疼痛1年，皮肤变硬5个月。

现病史：1 年前诱因不明出现全身皮肤变黑，四肢关节疼痛，5 个月前又发现全身皮肤变硬。于 1997 年 5 月经皮肤活检病理切片等有关检查，确诊为系统性硬皮病。症见全身皮肤发硬，紧绷感，广泛性色素沉着，皮肤干燥无汗，四肢关节痛，屈伸不利，膝软无力，神疲，脱发，口干苦，饮食、睡眠、二便正常。患病前半年曾吸产一孩，产后身体较弱。既往史无特殊，心肺肾功能正常。肝功能：ALT 67u/L，AST 50u/L，GGT 65u/L，三项转氨酶指标均高于正常。

舌象：舌淡红，苔薄白。

脉象：脉细。

中医辨证：皮痹，气血亏虚，寒湿外袭，凝于肤腠。

治法：散寒除湿，通络行痹，养血活血。

方药：九味羌活汤合桃红四物汤。

羌活 12g，防风 12g，苍术 15g，川芎 12g，细辛 3g，白芷 12g，生地黄 15g，炒黄芩 12g，桃仁 10g，红花 10g，当归 15g，赤芍 12g，甘草 3g。

每日 1 剂，连服 15 剂后，病情有所好转，守方再继续治疗将近 2 月，四肢关节痛除，活动灵活，皮肤变软，紧绷感消除，色素沉着减少变浅，精神转佳，脱发减少，肝功能复查正常，嘱其继续服药调治，以巩固疗效。

按语：孟老认为本证的形成是在气血不足，卫外不固的前提下，风寒湿邪乘虚而入，痹阻经络，或由于阳气虚衰，阴寒内生，凝于肌表，气血痹阻以致瘀血形成，属本虚标实之证。本例患者乃由于产后气血亏虚，卫外不固，腠理不密，风寒湿邪乘虚外袭，凝于肤腠，气血痹阻所致。临床上往往以寒证多见，但气血痹阻日久亦可郁而化热。例如伴有反流性食道炎的患者，一方面有皮肤紧绷发硬，肢冷，青紫等寒凝肌表的表现，另一方面又有口苦，咽喉至食道灼热疼痛感即化热的表现。在诊治硬皮病时，孟老基于对本病的认识，采用散寒除湿、通络行痹、养血活血之法，以九味羌活汤合桃红四物汤为主，随证治疗本病。九味羌活汤既能散寒除湿，又可兼清湿热，桃红四物汤养血活血通痹，两方合用达到标本兼治的目的，最切合本病的病机，故在临证中多获良效。

13. 庄国康医案

王某，男，33 岁。1991 年 3 月初诊。

主诉：左半身皮肤呈带状发硬 3 年余，每遇寒冷季节指端青紫。检查：左半侧胸部以下可见大片不规则、斑片状和带状之中度皮肤硬化损害，边界清晰，皮损以左下肢为著，部分皮损趋于萎缩。经病理室检查，符合局限性硬皮病的诊断。

舌象：舌质淡红，苔薄白。

脉象：脉沉缓。

中医辨证：皮痹，风湿阻络、气血瘀滞。

西医诊断：硬皮病（局限性）。

治法：祛风胜湿，活血通络，佐以温肾。

处方：独活 15g，桑寄生 12g，伸筋草 20g，怀牛膝 10g，海风藤 10g，防己 10g，红花 10g，秦艽 10g，丹参 12g，嫩桂枝 6g，巴戟天 10g，仙茅 10g，五加皮 20g。

连服 60 余剂，皮损已大部变软，无新损害，但左下肢仍见轻度硬化。仍上方加鸡血藤 20g，仙灵脾 10g，继续调治月余，皮肤基本完全恢复正常，后改服上方加青蒿 20g，以善后。随访年余，无异常。

按语：硬皮病属中医学"皮痹"的范畴，此病的发生是由于气血不足，卫外不固，外受风、寒、湿邪侵袭，阻于皮肤、肌肉之间，以致营卫不和，气血凝滞，经络阻隔，痹塞不通所致。药用桂枝、秦艽、丹参、红花活血通络；独活、桑寄生、防己祛风除湿；鸡血藤、伸筋草、牛膝通行经络；加五加皮，起以皮达皮之妙用；兼阳虚者，加巴戟天、仙茅等温补肾阳之品。庄老立法祛风胜湿、活血通络治疗硬皮病，已获显效。

14. 王玉玺医案

张某，女，31 岁。

初诊：患者右腰、胁部暗褐色斑，皮肤发亮、发硬，局部凹陷，皮下组织萎缩，掌大，已一年半，伴有畏寒肢冷，多汗，食道不适，吞咽困难，饮食减少，肢体倦怠，少气懒言，面色㿠白，便溏，尿频。

舌象：舌淡，苔薄白。

脉象：脉沉细。

西医诊断：系统性硬皮病。

中医诊断：皮痹，证属脾肾阳虚，脉络痹阻。

处方：黄芪 40g，党参 20g，生白术 60g，熟地黄 20g，鹿角霜 30g，制附子 15g，干姜 10g，陈皮 15g，枳壳 15g，升麻 10g，柴胡 10g，当归 15g，川芎 10g，郁金 15g，鬼箭羽 30g，鸡血藤 20g，麻黄 10g，桂枝 15g，白芍 15g，通草 10g，细辛 10g，白芥子 10g，炙甘草 10g，生姜 3 片，大枣 6 枚。7 剂，水煎服。

二诊：症状缓解，皮肤变软，食道症状消失，尿频减少，便溏，畏寒。上方生白术减为 30g，14 剂，水煎服。

三诊：凹陷处渐平，腰部皮肤接近正常，尿频消失，便溏。上方 14 剂，水煎服。

四诊：皮肤除褐色外，均正常。上方附子减为 5g，14 剂巩固。

2006 年 3 月份复诊，其右胁部皮肤已如正常皮肤。

按语：患者治以补中益气汤、当归四逆汤，后加阳和汤加减化裁而来。初诊时患者因脾阳虚，脾气虚弱，清阳不升所出现的食道不适，吞咽困难，饮食减少，肢体倦怠，少气懒言，面色㿠白，脉沉细，便溏等症，针对以上诸症方中重用黄芪补中益气升阳固表，同党参、生白术、陈皮、白芍、甘草共同补气健脾，干姜温中散寒，其中陈皮、枳壳理气和胃，使诸药补而不滞，柴胡、枳壳、郁金疏肝理气，柴胡为肝经引经药，因为病在胁部，归属肝经。升麻引阳明清气上升，二药是中焦脾阳虚弱引经之要药，以上诸药合用补气温阳，使元气内充，清阳得升，则中焦虚弱诸证自愈。

方中针对肾阳虚畏寒肢冷，多汗，脉沉细，便溏，尿频，舌淡，苔薄白等症，用熟地黄滋补肾阴、添精益髓，鹿角霜温肾助阳。寒凝非温通不足以化，方中细辛、制附子、干姜、白芥子、麻黄、桂枝，诸药共奏散寒之功效。麻黄、桂枝辛温达表，宣通经络引阳气、开寒结；白芥子驱寒痰湿滞,可达皮里膜外;麻黄、桂枝与生姜、大枣合用能使表里气血宣通,二诊时补养血气而扶阳气。见症缓减少附子的用量,以防辛热太过,矫枉过正。

汪老认为,通络必须补血,因此方中用鸡血藤、当归、熟地黄滋阴养血,诸药合用养血助阳,阴中求阳;川芎活血行气;以上补血药与桂枝、通草合用起到补血活血、祛瘀通络的作用;与麻黄、桂枝合用又可令熟地黄、鹿角霜补而不滞,补血与温阳药相合,辛散与滋腻药相伍,宣化寒凝而通经络。二诊时减白术量,因为白术虽为补气健脾之要药,但防其过量伤阴,将其减为30g,四诊将附子减为5g,也是防其辛热太过伤及正气。导师认为临证用药,药量一定要恰当,如果用量过于保守,则见不到效果,反而会耽误病情,所以初诊用药量较大,待症消时则适当减量,会起到事半功倍的效果。

15. 何训昌医案

刘某,女,56岁,家庭妇女。1990年12月13日入院。

主诉: 皮肤黑硬3年。

现病史: 3年前出现双上肢皮肤粗糙脱屑,逐渐扩散全身,皮肤变硬,肤色灰暗,汗毛脱落,手足关节活动不利,遇冷四末疼痛,指(趾)苍白、变紫。曾在香港某医院确诊为硬皮病,以皮质激素等药物治疗,病情逐渐加重,躯干及双下肢肌肉萎缩,胸部有紧束感,四肢关节疼痛,屈伸不利。

体检: T 36.5℃,R 20次/分,P 80次/分,BP 16/11kPa,神清,形体消瘦,全身皮肤变硬,呈蜡样光泽,夹杂片状脱色斑,不易捏起。汗毛脱落,面色黧黑,表情固定,头发稀疏,双肺无啰音,心率80次/分,律齐,无杂音,四肢肌肉萎缩,关节活动受限,双足水肿,入院后查血沉30mm/h,类风湿因子阳性。抗体测定:IgG 25g/L,IgA 1.03g/L,IgM 2g/L。心电图:窦性心律、顺钟向转位。全胸片:双上肺陈旧性肺结核。

舌象: 舌淡嫩,苔白。

脉象: 脉细涩。

中医诊断：皮痹，证属脾肾阳虚、寒凝血瘀。

西医诊断：系统性硬皮病。

治法：温补脾肾，活血化瘀。

方药：右归丸加减。

黄芪20g，党参、菟丝子、熟地黄、桂枝、丹参各15g，枸杞子、山茱萸、仙茅、巴戟天、淫羊藿、白术各10g。1剂/日。并以复方丹参注射液20mL加生理盐水250mL静滴，1次/日；雷公藤总苷片40mg口服，3次/日。

经治疗15天，患者关节疼痛减轻，双足水肿消退，四肢活动较前灵活，可步行并能上下楼。

45天后全身皮肤色素减退，颜面、上肢皮肤变软，面色红润，复查类风湿因子阴性，血沉正常但关节疼痛仍未消除，遇冷疼痛加剧，活动仍欠利落。加强温经散寒之力。原方加当归15g、制川乌10g，1剂/日。

经4个多月的治疗，1991年5月4日复查，患者体重增加约5kg，皮肤色素变淡接近正常，面部、手指皮肤柔软，四肢关节疼痛消失，关节活动灵活，步行自如，胃纳正常，病情好转出院。

按语： 何老认为，硬皮病是一种虚实夹杂之证，病因是由于气血不足，卫外不固，外邪侵袭，阻于皮肤肌肉之间，以致营卫不和，气血凝滞，脉络阻隔，痹阻不通所酿成。病机为寒凝肌腠，气血瘀滞，久则耗伤气血，脏腑失调。中医辨证治疗主要运用活血化瘀和补脾益肾两大治则，方用右归丸加减，并静滴复方丹参注射液。何老认为五脏病变均可产生痰饮或瘀血，而痰瘀产生后又会加重脏腑功能障碍，形成恶性循环。因此临床上何老常用化痰法和祛瘀法治疗疑难杂病，颇有应验。（选自《何训昌运用化痰祛瘀法治疗疑难重病的经验》）

二、名家医话

1. 丁济南

硬皮病与其他结缔组织病的不同之处是对激素治疗的反应很差，常有用大剂量肾上腺皮质激素而病情无明显改善者，其他药物的疗效亦常不理想。丁老认为，硬皮病所见皮肤干槁而发硬，状如制革，张口闭目均受阻，合于经文所述之"皮痹"；肌肉瘦削，不能屈伸，合乎"筋痹""肉痹"；全身骨关节酸痛，骨萎缩变形合乎"骨痹"。经文所述"痹在于脉，则血凝不流"，与切诊时脉细缓，及病理切片中血管腔闭合甚为相符，而经文所谓的五脏痹更相似于弥漫性硬皮病的内脏损害。因此丁老确认硬皮病属于痹证范围，而尤以皮痹为突出表现。

丁老治硬皮病的基本方：制川乌、制草乌各9g，桂枝9g，羌活、独活各4.5g，秦艽6g，炒防风6g，汉防己9g，伸筋草12g，连翘12g，白芥子1.5g，生黄芪12g，全当归9g，桑寄生9g，川牛膝9g，玄参9g。

加减：雷诺征明显者减玄参，加附子、丹参、泽兰、漏芦；肌肉关节酸痛麻者，加泽兰、丹参、白薇、贯众；咳嗽加麻黄、前胡、桔梗；尿蛋白阳性者，加白术、黑料豆、玉米须、米仁根；肝脏损害者，加黄芩、香附、牡丹皮。

从上可理解丁老处方的含义：以制川乌、制草乌和桂枝之大辛大热为主，逐风寒湿三气达正本清源之功。尤以乌头为重用，是因《素问·痹论》曰："痹之为病……在于皮则寒。"方中又佐以防风、防己、秦艽、羌活、独活、伸筋草，增其去风之效；复以白芥子、连翘消痰散结；又借生黄芪、全当归行气血，桑寄生、牛膝益肝肾而培本；最后置玄参以监阳药之辛热太过，其用意甚为周到。

2. 朱良春

朱老"久痛多瘀、久痛入络、久病多虚、久病及肾"之论，阐明了风湿病及硬皮病精深微妙之理。朱老认为硬皮病乃本虚标实之证，本虚以肾虚为主，或兼有气血虚、肺脾虚，标实则为寒凝血瘀，"瘀血致痹，痹证致瘀"，病况日甚。病久则肌肤萎缩、干枯、变硬，进而导致心、肺、食管、胃、肾等多个脏器或脏腑功能失调。治疗以益肾蠲痹为大法，益肾则阴阳并补，而以温补为主，蠲痹则以虫类药搜风剔络、活血化瘀为主，兼养血和营，以祛邪不伤正、效捷不猛悍为原则。

朱老提出论治当以证为本，病证结合分病程。他认为中西医结合应当以提高对疾病本质的认识、提高临床疗效为目的，依据多年经验，将硬皮病病证结合，根据该病早、中、晚期的不同病变表现将中医辨证与西医病程相结合，形成了病初多见寒凝腠理、经脉痹阻证；病变活动期多见湿热痹阻或寒湿郁阻化热证；病证后期多见气血亏虚或脾肾阳虚证。

硬皮病早中期，以硬肿、纤维化为特点，雷诺现象频繁，伴关节、肌肉疼痛明显，多属寒凝腠理、经脉痹阻证。风寒入客皮络，腠理闭塞，脉络不畅，津液积聚而为肿，气血不通而为痛，阳气不达则畏寒肢冷、皮温较低，临证可加用水蛭、马钱子，或合桃红四物汤。畏寒明显，制附子可大剂量使用，同时可用淫羊藿、熟地黄滋肾阴、补肾阳，朱老经验两者同用可有提高肾上腺皮质功能的作用，对于硬肿期皮质功能减退有较好的治疗功效。

硬皮病活动期，免疫功能亢进，热象明显，兼夹痰、瘀。朱老经验该期辨证为湿热痹阻或寒湿化热。临证加忍冬藤、拳参、肿节风、猫爪草、萆草等具有免疫抑制作用的药物；豨莶草为祛风湿热之常用药，且具有调节免疫、强壮补虚之效，常随证应用。

硬皮病中晚期，多有内脏损害如肺病、心肌病、肾病、胃肠道疾病等，或关节拘挛变形、指端溃疡不愈、指骨溶解吸收。治疗着重调节脏腑功能、改善生活质量，治疗宜益气养血、补肾健脾为主，活血通络为辅，可配合氧疗、雾化、鼻饲、灌肠等综合疗法。

3. 汪履秋

汪老认为，硬皮病患者早期多由于不慎外感寒邪，腠理闭塞，卫气郁滞，肺气不宣，不能输精于皮毛。寒为阴邪，易伤阳气，阳虚则寒，寒性凝滞，经脉气血为寒邪所凝闭，阻滞不通，不通则痛。血得寒则凝，气血运行不畅，瘀血内生。寒性收引，可使腠理、经络筋脉收缩而挛急，皮损变硬。加之患者素体脾肾阳虚，肾为先天之本，各脏腑阴阳之根，生命之源，其温养脏腑组织须靠脾精的供养。若脾阳虚衰，运化无力，不能化生精微以养肾，导致肾阳不足；若肾阳先虚，火不生土，不能温煦脾阳，或肾虚水泛，土不制水而反为所克，均使脾阳受伤，两者相互影响，均促成脾肾阳虚之本。脾失健运，运化失司，水谷精微不能上濡于肺，日久肺气必虚。硬皮病病邪以寒邪为主，或外感寒邪，或寒从中生，用药力主温性，用羌活、独活、威灵仙祛风散寒，用肉桂、附子、川乌、干姜等温通阳气，治疗贯穿活血化瘀之法，活血化瘀药多用辛温之品温阳化瘀。本病病变以皮肤为主，多加用麻黄、桂枝、细辛发散走表。病变后期多损伤肺、脾、肾三脏，且患者素体禀赋不耐，病情日久更易损伤正气，虚人久痹，宜养肝肾气血，应以扶正为本，重用黄芪、当归等补气养血。根据兼夹症状辨别所侵犯的脏腑，予以温脾肾之阳，或补肺脾之气。

4.张志礼

张教授认为该病以肺脾肾阳气不足为本，而以风寒湿三气杂至为标，将硬皮病分为如下两大证型。在治疗中，抓住健脾益肾、活血化瘀两大法则，标本兼顾，有时适当配合小剂量西药综合治疗。

一是脾肺不足证，主要表现为皮肤斑块或条索状变硬，中心或呈象牙白色，表面蜡样光泽，萎缩变薄如羊皮纸样或成板状，可伴四肢痿倦，舌淡苔薄或白，脉沉缓。此证多见于局限性硬皮病。辨证为肺脾气虚，经络阻隔，气血瘀滞。治疗以健脾益肺、温经通络、活血软坚为法。常用药为黄芪、白术、茯苓、党参、山药、天冬、桂枝、白芥子、伸筋草、丹参、红花、夏枯草、僵蚕等。张教授治疗局限性硬皮病从脾肺入手，一般病史较短者，邪多稽留于肺，随着病期的延长，脾气不足的证候表现逐渐突出，一是皮损本身的变化，一是伴随症状的出现。临床抓住健脾益气之关键，配合活血温经药物的使用，达到软坚通络、消除硬化的目的。

二是脾肾两虚证，主要表现为皮肤浮肿、硬化、萎缩累及面积大，可见典型面容，指尖变硬及伴有内脏损害。常见畏寒怕冷，神疲乏力，四肢不温，关节疼痛或屈伸不利，大便溏泄，妇女月经涩滞或闭经，舌质淡，舌体胖边有齿痕，脉沉或紧或迟缓。多见于系统性硬皮病。辨证为脾肾阳虚，气不化水，气血凝滞。治疗以健脾益肾、温阳化水、活血软坚为法。常用药为黄芪、党参、白术、茯苓、制附子、肉桂、鹿角胶、白芥子、麻黄、熟地黄、丹参、赤芍、鸡血藤、僵蚕、木香等。

张教授在硬皮病的治疗中，一方面提出要综合治疗，根据病程、病情、病势选择中药熏洗、浸泡、外搽，中成药配合内服，必要的西药用于合并内脏损害者。另一方面又指出，中医的优势集中在局限性硬皮病的治疗上，皮损面积广泛、合并内脏损害、伴发症状重的系统性硬皮病患者，还是应先用西药治疗，待病情控制后再配合中药，方能取得满意的疗效。

5. 张鸣鹤

张老认为本病特点为本虚标实，本虚为先天禀赋不足，脏腑气血亏虚；标实为邪气痹阻经络，气滞血瘀，脏腑功能失调，酿生痰浊，痰瘀互结，痹阻经络。故治疗上以"补""通"为两大原则，"补"为补益肺脾肾以治其本，包括健脾益气、补脾益肾；"通"为通络，包括祛风除湿通络、活血化瘀通络、温阳散寒通络、清热凉血解毒通络。遣方用药上，"补""通"贯穿疾病治疗的始终，但根据病情、病程的不同，各有所侧重。

硬皮病是慢性病程的结缔组织病，早期以邪实为主，故早期治疗以"通"为主，治以健脾益气、祛风化湿、活血通络、清热凉血解毒。晚期疾病进展，正气日益虚损，脏腑受损，正虚邪恋，故在"通"的基础上加重"补"的药物，即扶正祛邪，治以益气养血、健脾益肾、温经散寒通络、活血化瘀。经络通畅，气血运行和畅，则皮肤软化，坚结得散。

血瘀是硬皮病病变的核心病机，在疾病进程中起着至关重要的作用，故活血药要贯穿疾病治疗的始终。在疾病进程中血瘀一直存在，但瘀象不一定十分明显。临证中，无血瘀征象者或瘀象不明显者，常选用当归、丹参、鸡血藤等养血活血药，酌加健脾益气之药，使脾气健运，气血生化有源以治其本；有血瘀征象者，亦可用桃仁、红花、川芎、赤芍等药活血化瘀通络，以求络通痹除；病久瘀象明显者，可加用虫类活血药，加大活血化瘀力度，使瘀去坚结得散，如三棱、莪术、水蛭、土鳖虫、穿山甲、虻虫、僵蚕等，此类药物药性峻猛，搜邪祛瘀，散结软坚。

免疫性炎症反应为硬皮病的病变之一。张老从中西医结合的角度，提出"因炎致痹""炎生热毒""因炎致瘀"的学术观点，倡导"热痹"论。硬皮病总体来说以阳虚寒凝为主，但也有一少部分为热邪侵袭或者久病郁而化热，出现毒热内蕴的表现，故要用清热解毒之法，根据病情酌加清热凉血解毒之药。硬皮病早期皮肤肿胀发红或有毒热内蕴者，可加贯众 15g、大青叶 20g、牡丹皮 20g、赤芍 20g，清除"邪毒"以抗炎。

肾为先天之本，内寓元阴元阳，为五脏气血阴阳之根本，久病"穷必及肾"。张老认为硬皮病后期多表现为肾阳虚证候，阳虚致瘀已成为该病后期的关键病机，故治疗上应加重温阳之力，尤其当重温肾阳、散寒凝。张老常用熟附子、制川乌、仙茅、仙灵脾等大补元阳，推动血液运行以增强活血化瘀之功。

6. 娄多峰

娄老认为硬皮病素由脾肾阳虚，腠理不密，卫外不固，寒邪乘虚侵袭，凝结于腠理，进而经络痹阻，气血不通，导致营卫不和，腠理失养而发生。又因病程迁延，邪可循经入脏，造成脏腑功能失调，更加重其皮肤损害。娄老指出，硬皮病的病机要点在于寒凝腠理、经络痹阻和脏腑失调三方面。这是病情由轻到重的三个过程，它们之间相互联系，相互影响，又相互转化，不能截然分开。

硬皮病以正气不足为本，皮肤硬化萎缩为标。前者属虚，后者属实，故本病为本虚标实之证。根据扶正祛邪的原则，采用温经解肌、活血通络、益气养血之法进行治疗。若寒湿郁而化热，病情急性发作，治当清热利湿，或清热解毒，活血通络。

7. 禤国维

禤老认为，肾乃先天之本，内藏元阴、元阳，系水火之源，阴阳之根。肾在内，皮肤在外，在生理上，肾阴肾阳通过脏腑经络供给皮肤营养和能量，使皮肤温暖、柔润而富有光泽，发挥其生理功能；在病理上，因肾阴肾阳的虚衰而使皮肤变得冰凉、萎缩、硬化、干燥、色素沉着等，且影响其司开阖的功能，易遭外邪长驱直入。肾与皮肤一主内，一主外，共同维护人体正常的生理机能。现代研究认为，中医"肾"与人体的内分泌及免疫功能有关，其功能的异常必然导致皮肤功能的失常，如硬皮病等许多皮肤病，尤其是难治性的免疫性皮肤病，常表现为中医的肾虚证。恰当运用补肾法，往往能使沉疴得愈。

肾阳又称元阳、真阳、命门之火，肾阳虚衰则皮肤功能受到严重影响，可导致许多皮肤病变。治当温肾壮阳，禤老常用金匮肾气丸加减。肾阴亦称真阴、元阴、命门之水，对机体具有滋养、润泽作用。肾阴虚亏则阴阳失衡，皮肤的生理功能受到较大影响，导致皮肤干燥粗糙。治宜滋阴补肾，常用六味地黄丸或知柏地黄丸加减。

硬皮病的证型复杂，顽固难治者不外乎虚、瘀、湿、痰。禤老临床体会，肾虚是本病发作、缠绵难愈的重要因素。肾为五脏之本，肾虚则五脏皆虚。补肾不仅是扶正的主要手段，也是调动和激发人体正气、驱除疾病的中心环节，犹如"阳光一出，阴霾四散"。对于某些证型和阶段，即使肾虚不是疾病的主要病因，在不影响总体治疗的前提下适当补之，常有益于缩短病程，加速疾病的痊愈。此外，禤老还指出硬皮病系慢性病，疗程较长，不可经常变动治则与方药，否则难以取得预期效果。

8. 徐宜厚

徐老根据硬皮病浮肿期、硬化期、萎缩期的临床特征，将其病位分别归纳于肺、脾、肾三脏论治。病分层次，证分上下，初损皮毛在肺，续损肌肉在脾，终损筋骨在肾，兼夹气滞、血瘀，而成虚实兼夹证候。以脏腑辨证为纲，既能分清病位，又便于权衡正虚邪实的轻重。

徐老提出温阳通痹法治疗弥漫性系统性硬皮病，拟用温阳通痹汤：黄芪、山药、赤芍各 12 ～ 15g，党参、当归、丹参、茯苓各 9 ～ 12g，白术、陈皮、制川乌、制草乌、桂枝各 6 ～ 9g，路路通、炙甘草各 9g。

本病后期无不关乎脾肾，往往会出现脾肾症状，补脾补肾是治疗本病的根本大法。治疗要以调治脾肾为主，活血通痹为辅，药用甘温之品，益气助阳，补脾温肾；佐以丹参、赤芍、山甲、路路通、川芎等活血通痹。在通痹之中，尤要重视通孙络之痹的迫切性。如将党参换用高丽参或红参，另煎兑入，补气之力更强，疗效更佳。在具体应用中，既要不足者补之以温，又要寓驱邪于补正之中，使邪去而不伤正。

本病症状错综复杂，虚实兼夹，徐老强调内外并举，综合治疗，内外同治，易于收敛。外用煎剂具有疏风、散寒、通络功效，直接作用于肤表患处，可达到活血躅痹的目的。隔药灸法对于阳虚患者病情的逆转与康复，也有一定作用。

9. 胡荫奇

胡荫奇教授认为硬皮病病机强调本虚标实，腠理失养。本病常因气血不足、脾肾阳虚导致风寒湿乘虚而入，凝于腠理，阻于脉络而发病。早期气血不通，营卫不和，腠理失养。瘀久化热，热邪煎熬津液为痰，可致痰瘀互结。病程迁延则邪气循经入脏，致脏腑功能失调。后期气血亏损，肌肤失养，出现皮肤硬化、肌肉萎缩，甚至可见患者消瘦，硬化皮肤紧贴骨面。胡荫奇教授强调本病在本为虚，即气血不足，脾肾阳虚；在标为实，即痰瘀痹阻。

在治疗上，胡荫奇教授强调病证结合，化痰祛瘀为主线。主张以温阳散寒、益气养血、祛瘀化痰为大法，常分以下 4 型进行辨证论治：

（1）阳虚寒凝，脉络痹阻：本证相当于硬肿期。

治法：温阳散寒，活血通络。

常用药：巴戟天、淫羊藿、鹿角霜、桂枝、络石藤、鸡血藤、穿山龙、赤芍、制附片、怀牛膝、炒白术、甘草等。

（2）脾肾阳虚，痰瘀痹阻：本证相当于硬化期。

治法：健脾温肾，涤痰活血。

常用药：鹿角胶、桂枝、山茱萸、鸡血藤、莪术、土贝母、徐长卿、穿山龙、姜半夏、陈皮、茯苓、白术、地龙、豨莶草等。

（3）气血两虚，瘀血痹阻：本证相当于萎缩期。

治法：补气养血，祛瘀通络。

常用药：生黄芪、当归、赤芍、鸡血藤、党参、龙眼肉、酸枣仁、远志、炒白术、茯苓、乌梢蛇、山药、千年健、山茱萸、佛手、甘草等。

（4）热毒内蕴，痰瘀痹阻：本证相当于急性发作期。

治法：清热解毒，化痰祛瘀。

常用药：野菊花、金银花、蒲公英、紫花地丁、土茯苓、土鳖虫、僵蚕、牡丹皮、土贝母、赤芍、半枝莲、鸡血藤、威灵仙、徐长卿、桑白皮、秦艽、瓜蒌、生黄芪等。

10. 王玉玺

王玉玺教授认为硬皮病应重视从多角度的病机学探索，将疾病发生的各理论相互联系。在硬皮病的发病中，从脏腑的角度，与肺、脾、肾关系密切；从八纲的角度，本病多为阳（虚）、寒（盛）、虚实夹杂、本虚标实之证；从六淫的角度，以寒邪为要，同时燥、湿互化；最终诸多因素共同导致气滞、血瘀、痰凝，外损肌肤、内伤脏腑，形成硬皮之患。因此在治疗过程中强调唯宏观把握，透彻病机，方可药病相合，而达化硬复皮之效。

肺、脾、肾三脏分别位于人体上、中、下三焦，从硬皮病的发病规律来看，一般先发于皮毛，后犯于脏腑，联系脏腑发病，也就是先有上焦之肺损，再有中、下二焦的脾损、肾损，从而形成"皮毛之肺——后天之脾——先天之肾"的损害路径，如此病位由上至下、病情由轻到重，最终由一脏之损发展到多脏之损，脏病及腑，脏腑俱损，导致多器官、多系统发病的局面。

针对硬皮病的治疗，王老多从病理产物入手，采用散瘀化痰之法为主，同时强调温阳散寒为要，如此将寒、瘀、痰诸邪分消，并十分重视"温法"在本病治疗中的应用，通过透彻病机而达良效。常用方药：实寒者，用乌头桂枝汤合阳和汤加减；血瘀著者，用黄芪桂枝五物汤合当归四逆汤加减；痰浊显者，用二陈汤合土苓蛎慈莪甲汤加减；虚寒证者，用四君子汤合独活寄生汤或肾气丸加减。

总之，王玉玺认为硬皮病无论何期、何证，围绕硬皮病发生发展之病机，应重将"温法"列于治则治法之首位，或温经散寒，或温补脾肾，或温药和之于痰凝，或温法化之于瘀滞，以其为主干，结合不同辨证方法，不同疾病时期，不同兼伴症状的分支、干支相互结合，将辨病论治与辨证论治相互统一，在宏观的整体观基础上，把握疾病、体质的特殊性，方是治疗皮痹的顺应之道。

11. 周翠英

周翠英教授认为，皮痹初发多因外邪侵袭体表，除风寒湿邪气相互杂合客居人体，热邪也可独自或伴随风邪、湿邪客于机体。周翠英教授认为本病多因先天禀赋不足，肺脾肾三脏亏虚，气血不足，人体易于遭受邪气侵害；同时，周翠英教授注重患者的情绪变化，特别是久病之人，常因情志失调，内伤肝脾，产生气血凝滞不畅；或劳欲损伤，劳伤肝肺脾肾，杂合外感风、寒、湿、热等邪气侵袭机体，逐渐导致气血津液运行失常，血脉煎灼、凝涩、妄动等病机相互杂合，导致痰浊、瘀血等病理产物的形成，使皮肤、肌肉失荣而形成本病。周翠英教授认为，瘀血在皮痹的病程中既是自始至终的病理基础，又是一种病理产物。其认为，对硬皮病的辨证既要重视皮肤"肿、硬、萎"的特点，又要从疾病的整体出发，认清皮痹病性为"本虚标实"的本质。预防内脏症状出现的基础是及早诊治，根据皮痹的临床特点，运用健脾温肾、疏肝宣肺等法治本，温经散寒、除湿通络、活血化瘀等法治标来改善疾病的症状，其中当以"活血化瘀"为贯穿皮痹疾病自始至终的治疗大法。

在治疗用药方面，对于肾阳不足证，给予阳和汤加减；肝郁血瘀证，给予逍遥丸合桃红四物汤加减；肺气郁闭型，给予麻黄汤合当归四逆汤加减；湿热阻络型，给予四妙勇安汤加减；寒痰凝滞型，给予牵正散加减；病久瘀象明显者，可加用虫类活血药，加大活血化瘀力度，用水蛭、土鳖虫、穿山龙、虻虫等。但过敏体质患者应慎用，因虫类药多是动物异体蛋白，易发生过敏反应。

12. 范永升

根据中医理论及西医学对本病的认识，范教授认为硬皮病总的病机特点为：阳虚寒凝，肺脾不足，络脉痹阻，终致皮肤失养所致。本病的性质为本虚标实，本虚主要为肾阳亏虚，脾肺不足，标实主要为寒凝、瘀血。并提纲挈领地概括为"虚、寒、瘀"。

范教授根据硬皮病虚寒瘀的病理特点以及中医传统的治疗理念，总结出治疗硬皮病的基本法则：温阳散寒，通络祛瘀，培补肺脾。温阳散寒主要针对阳虚寒凝；通络祛瘀主要针对络阻血瘀的病理状态；而培补肺脾则针对硬皮病肺脾不足的临床证候。

硬皮病发病除有皮肤病变外，常可累及其他系统。消化道受累是硬皮病最常见的首发症状；其次是肺脏的受累。其中消化道受累的患者常出现反流性食管炎，表现为胸骨后烧灼感、恶心、呕吐、饱胀感等症状，范教授会加用姜半夏、炒海螵蛸、延胡索、蒲公英等以和胃降逆，制酸止痛。累及肺脏时，患者出现肺间质纤维化，并常伴发肺动脉高压，临床主要表现为咳嗽、咳痰、胸闷、气急等症状，范教授善用炙麻黄、桔梗、苦杏仁、瓜蒌皮等开宣肺气，宽胸理气，以恢复肺脏的宣肃功能，取"提壶揭盖"之意。若燥咳明显，则加用北沙参、麦冬、天花粉、桑叶、川贝粉等以润燥止咳；若痰热明显，则加用竹沥、半夏、黄芩、鱼腥草、芦根等清热化痰；若寒痰明显，则加用麦冬、五味子、北沙参等益气养阴；若出现肺肾气虚，肾不纳气者，则加用灵磁石、沉香、蛤蚧、五味子等以助肾纳气。

总之，范教授对于硬皮病出现兼证的治疗，或寒，或热，或虚，或实，并不拘泥于疾病本身；或温，或清，或补，或泄，皆用之于疾病证候所需，取得了较好疗效。

13. 王莒生

近代有些医家提出硬皮病发病的两大看法：血瘀发病论和肾阳不足论，治疗总不离活血化瘀和温补肾阳。王莒生教授认为本病为素体脾肾不足，气血亏虚，卫外不固，阴寒之邪外袭，经络阻隔，气血凝滞，阻于肌肉皮肤之间而发病。王莒生教授治疗本病，除吸收前人经验，应用活血化瘀及温阳通络之剂外，还非常重视健脾。她认为，脾主肌，脾胃为后天之本，气血的产生有赖于脾对水谷精微的运化。从脾论治硬皮病是王莒生教授的特色，临床常用温补脾肾、活血通络为法，以真武汤合桃红四物汤加减。

"皮痹"是一种以皮肤及各系统硬化为特征的结缔组织病，以皮肤肿胀、硬化，后期发生萎缩为其临床特征，可局限于某一部位，亦可全身受累。中医学认为，本病素因卫气营血不足，复受风寒，使血行不畅，血凝于肌肤或因肺脾肾诸脏虚损，卫外不固，腠理不密，复感风寒之邪伤于血分，致荣卫行涩，经络阻隔，气血凝滞而发病。病机可概括为气血不足，外感寒湿风邪，致使寒凝肌腠，日久耗伤精血，脏腑虚损，气血瘀滞。王莒生教授治疗硬皮病，亦注重从活血通络入手。

14. 姜泉

姜泉教授认为硬皮病为本虚标实之证，多因患者先天禀赋不足，后天失养，或情志不遂，或感受外邪如风、寒、湿之邪而致脏腑亏损，从而营卫失和，气血不畅，湿热、痰瘀互阻。本病与肝、肺、脾、肾四脏关系密切。因此，临床上多运用养血温经以养肝，调和肝脾以畅情志，温补脾肾以除四逆，清肃肺胃以治皮痹。姜泉教授提出中医药治疗硬皮病的六法，分别为养血温经、通络散寒法，调和肝脾法，益气通络法，健脾和胃、清化湿热法；补益肺气、清肃肺胃法；以及外治法。

养血温经、通络散寒法，方用当归四逆汤、四逆汤、阳和汤。硬皮病常反复发作，缠绵难愈，久之必耗伤精血，且痰瘀阻滞于经脉，可出现皮肤溃烂久不愈合，故用阳和汤以化裁。重用熟地黄大补营血为君；鹿角胶生精补髓，养血温阳为臣；配合小剂量麻黄调血脉，通腠理。

调和肝脾法，方选四逆散。临床上因情志刺激造成雷诺现象，或当患者因硬皮病郁郁寡欢时，常加入四逆散治疗。如气郁甚者，加香附、郁金以理气解郁；如大便干及胃气上逆者，常加大枳实用量；如疼痛甚者，重用白芍、甘草以缓急止痛，或合入金铃子散。如此可使患者情志舒畅，雷诺现象减轻，有时所并发的胃肠道症状亦可因此而缓解。

益气通络法，方选补阳还五汤。"痹病必夹瘀"，治疗硬皮病常用生黄芪以益气，地龙、僵蚕、穿山甲、全蝎等虫类药和鸡血藤、络石藤等藤类药通络，如阴血亏虚时亦加入四物汤以养血。

健脾和胃、清化湿热法，方用蒿芩清胆汤、宣痹汤。现代人不知节欲保身，常"以酒为浆，以妄为常"，造成湿热内生。另外，病情反复不愈，常需要长期使用糖皮质激素及免疫抑制剂，易导致脾胃运化功能受损，水谷之气及水湿不能正常运化，停留体内，蕴而化热，酿生湿热阻滞三焦。故治疗硬皮病时需兼顾湿热之邪。

补益肺气、清肃肺胃法，方选参苓白术散、半夏泻心汤、金水六君煎、黛蛤散。

此外，姜泉教授强调外治法，方选痹病痰瘀方。临床上四肢频发雷诺现象的患者可在内服药的同时加用痹病痰瘀外洗方。此方以活血化瘀、祛痰通络为基本治则，临床上用之泡手或浴足常可以极大地改善局部皮肤硬化及僵冷等现象，可使雷诺现象少发。

15. 张庆昌

张庆昌教授提出"独取阳明"治疗硬皮病。"独取阳明"中的阳明应为脾、胃、大肠、小肠，这些脏腑在生理功能上相互协调，病理变化上相互影响。系统性硬皮病出现阳明病变的发病机制应为脾虚浊踞。脾虚则阳气不足，温运无力，为发病之本；浊踞指气滞、痰凝、瘀血胶结阻滞，为发病之标。二者相互影响，以致形成消化道功能异常，脾失健运，胃失和降，肠道传导、泌别清浊失司。

消化道的症状与病情轻重成正比。其病变可归纳为四点：阳明实证；阳明虚证；胃气上逆，肝气横逆；通降功能失常导致积气积液、腹痛等。胃气以降为和，肠道以通为用，张庆昌教授提出健脾理气为先，通降并用的治疗原则，精心辨证，准确立法，并结合现代实验研究结果筛选药物，掌握"中病即止"的原则。当患者消化道症状得以明显改善后，应加投少许温肾之品，温煦脾阳，以增强脾之运化。

"独取阳明"治疗硬皮病，其疗效机理可能是通过改善患者的消化道系统功能，增强患者的体力、抗病力、免疫力，以及调节患者的精神、神经、内分泌、免疫及代谢等多方面的功能而起作用。为治疗系统性硬皮病开辟了新的途径。

参考文献

[1] 蔡念宁. 硬皮病辨治经验概述 [J]. 中国中西医结合皮肤性病学杂志，2009，8（6）：384-386.

[2] 胡荫奇，常志遂.痹病古今名家验案全析[M].北京：科学技术文献出版社，2003.

[3] 朱仁康，程殿琴.硬皮病治验三则[J].新医药学杂志，1978（8）：17-18.

[4] 王伟钢.焦树德治疗皮痹验案[J].北京中医，1993（3）：10.

[5] 朱婉华.朱良春益肾蠲痹法治疗风湿病[M].北京：科学出版社，2016.

[6] 郑洪.邓铁涛教授治疗硬皮病验案2则[J].新中医，2002，34（5）：10.

[7] 蔡念宁.张志礼治疗硬皮病经验[J].中医杂志，2002，43（9）：657-658.

[8] 李艳玲.张志礼教授临证治验3则[J].广西中医药，2001，24（4）：32-33.

[9] 苏海方.张鸣鹤教授治疗硬皮病经验总结[D].济南：山东中医药大学，2014.

[10] 娄高峰，娄玉钤，娄万峰.娄多峰论治痹病精华[M].天津：天津科技翻译出版公司，1994.

[11] 刘爱民，陈达灿.禤国维教授运用补肾法治疗疑难皮肤病经验举隅[J].上海中医药杂志，2004，38（2）：39-40.

[12] 顾军花，庞海莉.陈湘君治疗硬皮病验案录[A].陈湘君教授从医从教五十周年文集[C].上海中医药大学附属龙华医院风湿科，2010：153-155.

[13] 曹惠芬，林丽，孟如.孟如教授治疗硬皮病经验[J].云南中医学院学报，1998，1（3）：52-53.

[14] 魏长才.庄国康皮肤病验案4则[J].中医杂志，1994，35（7）：404-405.

[15] 檀龙海，李全，王玉玺.王玉玺教授治疗系统性硬皮病验案2例[J].中医药学报，2006，34（6）：39-40.

[16] 林棉.何训昌运用化痰祛瘀法治疗疑难重病的经验 [J]. 湖北中医杂志，1998，20（3）：27-28.

[17] 余人则，朱海纳，周以雯.老中医丁济南以乌头桂枝为主治疗硬皮病的经验 [J]. 上海中医药杂志，1984（5）：4.

[18] 陈树兰.汪履秋教授治疗痹证的学术思想探讨 [D]. 南京：南京中医药大学，2007.

[19] 徐宜厚.温阳通痹法治疗弥漫性系统性硬皮病 8 例 [J]. 上海中医药杂志，1983（5）：20-21.

[20] 夏淑洁，王义军，柴小雨，等.胡荫奇治疗局限性硬皮病经验介绍 [J]. 新中医，2018，50（4）：223-226.

[21] 王义军.胡荫奇教授辨治系统性硬皮病经验 [J]. 中医药导报，2017，23（20）：50-51.

[22] 安月鹏，王玉玺，李琛.王玉玺教授辨治硬皮病经验采撷 [J]. 四川中医，2018，36（4）：1-3.

[23] 张超，李大可.周翠英教授治疗硬皮病经验 [J]. 风湿病与关节炎，2018，7（6）：48-50，58.

[24] 高祥福.范永升教授从肺论治硬皮病 [J]. 浙江中医药大学学报，2008，32（2）：195-196.

[25] 周继朴，王莒生.王莒生教授从肺论治皮肤病经验 [J]. 世界中西医结合杂志，2011，6（3）：189-190.

[26] 王伟杰，姜泉.硬皮病中医辨治体会 [J]. 中医杂志，2014，55（23）：2052-2054.

[27] 张庆昌，朱秀惠，张富生."独取阳明"治疗硬皮病 [J]. 中医药通报，2003，2（2）：99-100.

[28] 李满意，娄玉钤.皮痹的源流及相关历史文献复习 [J]. 风湿病与关节炎，2014，3（8）：65-72.

第九章

临床与实验研究

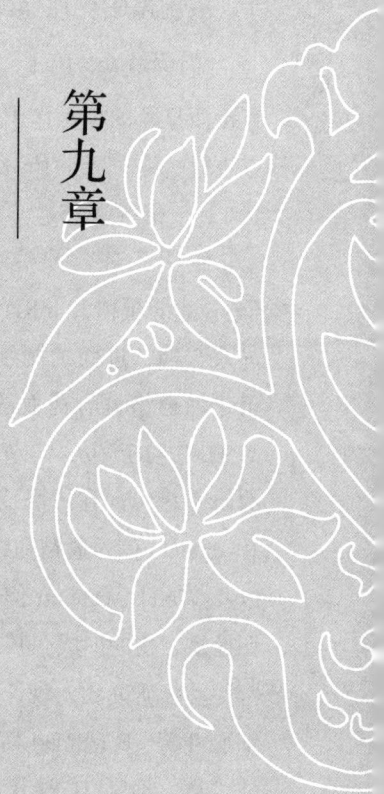

第一节　实验研究

一、温阳化浊通络方治疗硬皮病的实验研究

药理学研究表明，温阳补肾类中药对体外培养的成纤维细胞的增殖有直接而显著的抑制作用。卞华等提出温阳化浊通络方治疗硬皮病，并对此方进行一系列实验研究。该方组成有黄芪 30g，党参 15g，桂枝 9g，淫羊藿 12g，积雪草 15g，白芥子 9g 等。

血清药理学研究发现，温阳化浊通络方能通过抑制 cyclin D1 和 survivin 的蛋白和 mRNA 水平，阻止硬皮病皮肤成纤维细胞周期由 G1 期进入 S 期，进而控制细胞分裂，抑制其增殖，减少胶原合成。同时，温阳化浊通络方含药血清还能增强 SSc 皮肤成纤维细胞 MMP-9 分泌，抑制 TIMP-1 产生，调节 MMP-9/TIMP-1 失衡，进而减轻纤维化。进一步的研究显示，在皮肤成纤维细胞中，温阳化浊通络方能够显著抑制 Wnt/β-catenin 信号通路和纤维化标志物 Fn1、CTGF、CollagenI 的蛋白表达水平，以及 Wnt/β-catenin 信号通路活性。此外，还能抑制 β-catenin/TCF4 转录调控复合物的形成，其抑制作用与温阳化浊通络方含药血清浓度呈正相关。

动物研究还发现，温阳化浊通络方可通过调控硬皮病小鼠皮肤成纤维细胞 TGF-β1/Smad 信号通路中关键分子 TGF-β1、p-Smad2/3、Smad7 的表达，抑制 TGF-β1/Smad 信号通路传导，减少 Ⅰ、Ⅲ 型胶原表达。研究还表明，温阳化浊通络方调控硬皮病小鼠血清中 VEGF、CTGF 与 ET-1 的表达，改善皮肤纤维化的病理损伤，阻止皮肤硬化进展，与模型组相比差异明显（$P<0.01$）。

二、当归四逆汤治疗硬皮病的实验研究

对 BALB/c 小鼠皮下注射博来霉素溶液制备硬皮病小鼠模型，分别用彩色病理图像分析和细胞免疫组化定量分析测定皮肤厚度和纤维化指数，观察当归四逆汤对模型小鼠皮肤组织中 CTGF、TGF-β 含量的影响。结果

当归四逆汤高、中、低剂量均能减轻硬皮病小鼠的真皮厚度，高、中剂量组能降低硬皮病小鼠皮肤纤维化指数，高、中剂量组与模型组相比 CTGF、TGF-β 含量显著降低（$P < 0.01$）。另一项动物实验证实，TXB2、vWF、AECA 浓度升高和 6-keto-PGF1α 浓度降低参与了博来霉素诱导的硬皮病小鼠的发病，可以作为检测病情和评价治疗效果的指标。当归四逆汤对硬皮病小鼠有较好疗效，其作用随着药物浓度的升高而逐步加强，存在明显的量效关系。其作用机制可能是通过降低小鼠血中 TXB2、vWF、AECA 浓度，升高 6-keto-PGF1α 浓度实现的。实验说明当归四逆汤能使模型小鼠的皮肤硬化得到改善。

三、活血药治疗硬皮病的实验研究

吕小岩用赤芍和茜草水提取物作用于硬皮病皮肤成纤维细胞，通过 MTT 法、RT-PCR 法测定其对成纤维细胞的增殖及 Ⅰ、Ⅲ型胶原 mRNA 合成的影响，结果表明赤芍和茜草水提取物对成纤维细胞的增殖和 Ⅰ、Ⅲ型胶原 mRNA 的表达有不同程度的抑制作用，具有一定的抗纤维化作用。

丹参的主要成分有丹参酮ⅡA、丹参素、丹参多酚酸盐、原儿茶醛，这 4 种丹参成分都对硬皮病成纤维细胞的增殖具有抑制作用，都对成纤维细胞 Ⅰ型和Ⅲ型胶原 mRNA 基因表达具有抑制作用。作用最强的为丹参酮ⅡA，其具有较强的抗纤维化作用，研究还发现丹参在 24 小时后开始抑制成纤维细胞的增殖。

郑亮在原代培养成纤维细胞中加入不同浓度的丹参、川芎嗪注射液 24 小时后，用 MTT 法检测其增殖活性。结果丹参在 10mg/mL 以上时对成纤维细胞增殖有抑制作用；川芎嗪在 0.5mg/mL 以上时对成纤维细胞增殖有抑制作用，达到 5.0mg/mL 则能完全抑制成纤维细胞的增殖。结论：丹参、川芎嗪对硬皮病患者成纤细胞增殖有抑制作用，这可能是中药治疗硬皮病的机制之一。

对红花水煎剂的实验研究显示，红花水煎剂可降低硬皮病小鼠皮肤 VEGF 的表达，降低皮肤 RORγt 蛋白表达，抑制免疫炎症反应，可能是红花抗硬皮病小鼠皮肤纤维化的作用机制之一。

朱鹭冰等研究活血化瘀中药对系统性硬皮病患者皮肤成纤维细胞胶原合成的影响。将9味活血化瘀中药分别加入硬皮病患者的皮肤成纤维细胞培养液中，结果积雪草和丹参在 5g/L、2.5g/L 及 1.25g/L 浓度下作用第 3 天和第 6 天时能显著抑制硬皮病患者皮肤成纤维细胞的胶原合成；红花在 5g/L、2.5g/L 及 1.25 g/L 浓度下作用第 3 天和第 6 天时能显著促进硬皮病患者皮肤成纤维细胞的胶原合成；当归在 5g/L、茜草在 2.5g/L 浓度下作用第 6 天时也能显著抑制硬皮病患者皮肤成纤维细胞合成胶原。不同的活血化瘀中药对皮肤成纤维细胞胶原合成的作用并不完全相同。活血化瘀中药除直接影响成纤维细胞合成胶原外，还可能通过多种途径综合影响胶原的合成，例如改善微循环、提高组织血流量和组织氧分压、抗氧化及清除自由基等，从而从整体上改善硬皮病症状。

由当归、白芍、丹参、川芎、鸡血藤等活血药为主组成活血除痹汤，以高、中、低剂量组分别给予硬皮病小鼠灌胃。实验研究发现，中药各剂量组小鼠皮肤厚度、真皮胶原纤维膨大增厚程度及肺泡间隔增粗程度均有所减轻。中药各剂量组 PDGF-A、TGF-β、COL-Ⅰ 及 COL-Ⅲ 蛋白表达均较模型组明显降低，PDGF-A、TGF-β 表达与 COL-Ⅰ、COL-Ⅲ 表达呈正相关。活血除痹汤可能通过抑制 PDGF-A、TGF-β 的表达，抑制胶原表达和成纤维细胞的生成，达到治疗硬皮病的作用；同时与降低皮损中 ROS 水平亦相关。

四、补肾药治疗硬皮病的实验研究

为了探讨温阳补肾中药治疗硬皮病的药理机制，以体外培养的硬皮病患者皮肤和正常皮肤成纤维细胞为研究对象，对经过文献筛选的最常用的 16 种温阳补肾中药对该细胞增殖的影响进行了测定。其中肉苁蓉、杜仲、续断、淫羊藿、吴茱萸、鹿角、益智仁、仙茅、肉桂、巴戟天、细辛和干姜 12 种中药对硬皮病患者皮肤成纤维细胞增殖具有显著抑制作用，随着药物浓度增加和药物作用时间延长，抑制作用增强，分别呈剂量效应关系和时间效应关系；对正常皮肤成纤维细胞增殖也具有显著抑制作用，抑制作用也分别呈剂量效应关系和时间效应关系。

以熟地黄、阿胶、山茱萸、黄芪、山药、茯苓、红花等为主，组成补肾益精中药复方。皮肤病理 HE 染色显示，经补肾益精中药复方处理后，小鼠皮肤纤维化有不同程度改善。实时定量逆转录 - 聚合酶链反应（RT-PCR）技术测定各组小鼠 I 型胶原 α2（COL I α2）基因表达情况，结果中药复方组小鼠 COL I α2 基因表达减少，与正常对照组比较，差异无显著性意义。另一项研究发现，中药复方组小鼠皮肤组织中血管内皮细胞 α-SMA 阳性表达明显减少，Snail-1、FSP1 表达明显低于模型组，CD31 表达高于模型组。此外，补肾益精中药复方能提高硬皮病小鼠 Fli1、VE-cadherin 蛋白和 mRNA 表达，降低 FSP-1 蛋白和 mRNA 表达，同时减少硬皮病成纤维细胞 SMAD3 的基因表达。由此推断，补肾益精中药对硬皮病成纤维细胞表型的影响可能与调节 TGF-β 途径中 SMAD3/FLI1 平衡有关。

五、其他中药治疗硬皮病的实验研究

1. 由丹参、黄芪、当归等多味中药组成温阳除痹汤，研究该复方对硬皮病模型小鼠皮损中结缔组织生长因子的影响。结果中药组小鼠真皮厚度及羟脯氨酸含量与生理盐水组相比降低，差异有统计学意义（$P<0.05$）；与青霉胺组相比，差异无统计学意义（$P>0.05$）。CTGF 蛋白及基因 mRNA 灰度分析，中药组灰度值与生理盐水组相比，差异有统计学意义（$P<0.05$）；与青霉胺组相比，差异无统计学意义（$P>0.05$）。中药复方具有改善硬皮病小鼠模型皮肤硬化的作用。

2. 五痹胶囊由当归、黄芪、淫羊藿等多味中药组成，其对皮下注射博来霉素导致局部硬皮病小鼠皮肤的厚度、胶原纤维的增生有明显的改善作用，并随剂量的增大呈剂量 - 效应关系。

3. 苏氏通过病理学和基因表达来研究补肺清瘀颗粒对博来霉素诱导的硬皮病小鼠模型的保护作用。在组织病理学和羟脯胺酸含量上都显示出补

肺清瘀颗粒能阻止皮肤硬化发展的趋势，其作用机制可能是通过部分影响 Cxcl2 或中性粒细胞的参与、血管相关及 Notch 信号通路等方面实现的。另一项动物实验证实补肺清瘀颗粒还能抑制 BLM 诱导的硬皮病模型小鼠肺及皮肤组织中 Smad2、CTGF 蛋白和 mRNA 的异常高表达，推测这一途径可能是补肺清瘀颗粒改善纤维化的病理损伤、阻止病情进展的机制之一。

4. 刺山柑为白花菜科（Capparaceae）山柑属植物，其性味辛苦温，具有祛风散寒、除湿、消肿止痛、扩张血管的功效。从刺山柑中提取了有效部位刺山柑总生物碱，制成刺山柑总生物碱乳膏，外敷硬皮病小鼠背部，可使硬皮病小鼠真皮鳞状上皮变薄，胶原纤维明显减少。继续研究其作用机理，发现刺山柑总生物碱中、高剂量可升高小鼠皮肤 Decorin 含量，拮抗 TGF-β 的生物学活性；降低硬皮病小鼠皮肤 TNF-α 水平，减少Ⅰ、Ⅲ型胶原在小鼠皮肤中的表达水平；可降低 SSc 小鼠 Ang Ⅱ 水平，抑制 SSc 纤维化形成过程中 Fn 表达，减少 ECM 沉积。有关分子机制的研究提示，中、高剂量刺山柑总生物碱可能通过上调肝细胞生长因子（HGF）/C-Met 通路，调节 MMP-9/TIMP-1 失衡，减少 Col-Ⅳ合成，改善硬皮病组织纤维化。

第二节 临床研究

一、温阳化浊通络方治疗硬皮病的临床研究

将 61 例系统性硬化病患者随机分为两组，对照组 31 例予强的松、青霉胺治疗，治疗组 30 例予温阳化浊通络方联合强的松、青霉胺治疗，均治疗 6 个月，治疗组总有效率、疗效均优于对照组。在皮肤积分、雷诺现象、握力、指距方面，治疗组改善更明显；治疗组患者的血浆内皮素水平和肺功能优于对照组；治疗组对甲襞微循环的改善情况优于对照组。最近的一项临床试验将 82 例硬皮病患者随机分为对照组和治疗组，每组各 41 例，对照组予甲氨蝶呤、强的松口服治疗，治疗组在对照组的基础上给予温阳化浊通络方。治疗 6 个月，以 SF-36 进行生存质量评价。结果显示，治疗

组能够降低硬皮病患者血清BAFF水平，减少PⅢNP含量，降低皮肤积分、疾病活动指数，效果优于对照组；在生理职能、精神健康等方面，维度分数的改善情况亦优于对照组。此外，研究还发现该方可以降低血清IL-17含量，升高IL-10含量，通过调节硬皮病患者外周血Th17/Treg细胞失衡、降低vWFP水平、升高ⅠCTP水平而发挥治疗作用。

二、当归四逆汤治疗硬皮病的临床研究

为探讨当归四逆汤加味治疗寒湿阳虚型硬皮病的临床疗效，纳入寒湿阳虚型硬皮病患者60例，治疗组30例，对照组30例。两组患者均给予西医常规治疗，疗程3个月，治疗组在此基础上应用当归四逆汤加味，观察两组患者治疗前后皮肤受累积分及临床疗效。结果两组疗效比较，治疗组总有效率87.5%，优于对照组的总有效率70%，统计学有显著差异（$P<0.05$）。说明当归四逆汤加味治疗寒湿阳虚型硬皮病疗效明显。

另有当归四逆汤合辛桂温通酊治疗局限性硬皮病35例，总有效率为88.57%，优于单纯应用辛桂温通酊的疗效，差异有统计学意义。治疗后皮损积分也较前有显著改善，亦优于对照组。

当归四逆汤联合薄芝糖肽注射液治疗局限性硬皮病，与青霉胺口服进行对照，治疗12周。治疗后两组各项中医证候积分和皮损Rodnan积分均显著降低，观察组治疗后各项积分均显著低于对照组；观察组总有效率均显著高于对照组；两组治疗后CTGF、TGF-β1水平均显著降低，且观察组治疗后各项指标水平均显著低于对照组；自身抗体转阴率，观察组显著高于对照组。

新的一项研究以Steen评分法评价患者的皮肤硬度，以SF-36评价患者的生存质量。将60例硬皮病患者随机分为当归四逆汤组、当归四逆汤合青霉胺组及青霉胺组，每组20例，分别给予相应药物治疗两个月。研究结果显示，治疗后3组Steen评分均明显降低，生存质量评分均明显升高。其中，当归四逆汤合青霉胺组的改善情况均明显优于当归四逆汤组、青霉胺组；当归四逆汤组患者未见明显不良反应，当归四逆汤合青霉胺组的不

良反应生率明显低于青霉胺组，说明联合用药的优势。

三、补肺清瘀颗粒治疗硬皮病的临床研究

以肺主皮毛为理论依据，由黄芪、丹参、当归、党参、山药、牡丹皮、桃仁、五味子、凌霄花和桔梗共十种中药组成补肺清瘀颗粒，用于硬皮病治疗。选择 20 例硬皮病病例，予补肺清瘀颗粒为主治疗 8 周，于服药前后观察症状、体征、各项实验室指标，做对比分析，统计学处理用配对 t 检验。治疗后总有效率 80%，相关症状、体征及实验室检查均较治疗前有显著改善，统计有显著意义。说明补肺清瘀颗粒在改善和控制硬皮病方面有确切疗效，并且有较好的安全性。

另一项临床研究选取硬皮病患者 60 例，随机分为治疗组与对照组，每组各 30 例，治疗组患者接受补肺清瘀颗粒治疗，对照组患者接受甲泼尼龙、复方甘草酸注射液治疗，观察比对两组患者的临床疗效。结果总有效率治疗组为 83.3%，对照组为 43.3%，两组患者均得到改善，但治疗组临床疗效明显优于对照组，差异具有统计学意义（$P < 0.05$）。结论：补肺清瘀颗粒对于硬皮病具有很好的临床疗效。

四、阳和汤治疗硬皮病的临床研究

杨莉等在原西药治疗不变的基础上，选取 19 例系统性硬皮病硬化期脾肾阳虚型患者口服加味阳和汤，每日 1 剂，疗程 3 个月，观察患者皮肤硬度的改变、实验室检查的变化及不良反应。结果 19 例患者中显效 12 例，有效 6 例，无效 1 例。安全性检查，治疗后肝肾功能和血常规正常，无明显不良反应发生。说明加味阳和汤可使系统性硬皮病硬化期脾肾阳虚型患者的硬化皮肤软化，是有效中药复方，服用安全。

靳情等指出硬皮病的病理基础在于阳虚血瘀，经加味阳和汤治疗后，患者总有效率 81.25%。临床症状改善的同时，血管内皮细胞水平降低，皮质醇水平也升高，提示加味阳和汤可促使皮质醇的分泌，调节机体内分泌 - 免疫网络系统。

五、中医临床文献研究

王洪彬等在检索分析 3540 篇文献后指出，防治硬皮病单味药中出现频次最高的是黄芪、当归、丹参；药类频次最高的是补虚药、活血化瘀药和解表药；最常用的方剂为阳和汤，其次为当归四逆汤；常用药对为桂枝—黄芪、红花—黄芪；常用药组为何首乌、鸡血藤—丹参，何首乌、桂枝—丹参，何首乌、黄芪—丹参，熟地黄、党参—红花，熟地黄、党参—桂枝，党参、赤芍—桂枝；常用药团为桂枝、甘草、黄芪、党参。

杨雪圆等归纳分析近 18 年文献后得出结论，用药多为活血化瘀、补虚、温阳、通络之品。用药频次前 7 味的分别是黄芪、桂枝、当归、甘草、熟地黄、丹参、白芍。治疗硬皮病中药方共 28 首，其中当归四逆汤、阳和汤、桃红四物汤、温阳通络汤加减使用频率较多。

杜桐等分析后指出，使用方剂频次排名前五的分别是阳和汤、桃红四物汤、黄芪桂枝五物汤、当归四逆汤、四妙勇安汤。

六、外治法的研究

张晶通过中医多种疗法治疗 60 例 SSc 的研究，对局限性硬皮病进展期，且辨证属风寒湿证和血瘀经脉证的患者施以中药汤剂口服、中药熏蒸或针灸拔罐的多种疗法，发现多种中医疗法的疗效明显优于单纯西医疗法，复发率明显低于西医疗法，且未见任何不良反应。

朱峪英将 44 例 SSc 患者随机分为观察组和对照组，对照组口服沙利度胺和醋酸泼尼松片；观察组在对照组口服西药的基础上每周行两次刺络放血疗法。结果发现，在西药治疗的基础上配合刺络放血疗法治疗硬皮病的疗效优于单纯口服西药。

郭刚等认为中医外治法通过药物直接作用于肌表，起到调和气血、疏通经脉、透达腠理、祛邪和正、温经散寒、祛风除湿、清热解毒、消肿散结、通络止痛等作用，比较适合治疗 SSc 的主要临床表现——皮肤病变，而且符合硬皮病的病理机制。建议硬皮病外治用药应采取个体化原则，根据患者的具体情况，在寒热辨证用药的基础上，结合对症用药，然后选择加用透皮药物及合适的外治方法，制定出具体的用药方案。

七、其他临床研究

1.大多数学者认为硬皮病是由于脾肾阳虚，风寒湿邪乘虚而入并长期停留在体内所致。蔡茂庆等随机选择 65 例系统性硬化的住院患者，分别测试其血浆皮质醇（Cor）、促肾上腺皮质激素（ACTH），并与正常对照组比较，同时结合患者的临床症状进行分析比较。结果系统性硬化患者血浆 Cor 和 ACTH 均较正常对照组为低（$P<0.01$，$P<0.05$），差异有显著性；患者的皮肤硬化、肤冷肢寒、腰膝酸软的发生率均比对照组有极显著性差异。说明硬皮病患者皮肤硬化、肤冷肢寒、腰膝酸软很大程度上与肾阳虚和垂体前叶、肾上腺皮质功能低下有关。

2.李振国提出痰瘀阻络存在于本病的始终，化痰祛瘀通络为其治疗大法，常选用红花、丹参、赤芍、白芥子等中药治疗，取得良好疗效。唐冬菊等在临床上采用红花、丹参酮、血塞通及参麦、黄芪注射液等活血化瘀类中药制剂治疗系统性硬化患者 1 例，4 周后患者症状较前减轻。

3.苑飖等根据临床辨证分型，认为本病为脏腑失和，营卫不调，风寒侵袭经络，经络受阻，气滞血瘀发病，采取祛风寒、活气血、化瘀滞、通经络、调营卫等治疗法则，以活血化瘀为基本治法治疗各型硬皮病共计725 例，症状均有所好转。

第三节　总结

硬皮病作为一种慢性自身免疫性疾病，病机复杂，病程长，病情重，应当引起足够的重视。单纯西医治疗存在毒副作用大的弊端。中医从络病理论、脏腑病变理论出发，采用祛痰、活血通络、温阳等方法治疗本病，取得了一定疗效。但由于硬皮病的发病机理复杂，涉及寒邪入侵，经脉阻瘀，肺脾肾阳气亏虚等多个环节，针对某一单个环节进行治疗，其效果可想而知。目前更多研究者采用温阳、益气、祛痰、活血通络、散寒等方法联合运用治疗硬皮病，已显示出中医药治疗副反应少、远期疗效显著的优点。进一步加强中医药治疗硬皮病疗效的研究，采取多靶点、多层次，从机体、细胞、分子水平进行探讨，以揭示中医药治疗硬皮病的机制所在，将为中西医结合治疗硬皮病提供良好的切入点。

参考文献

[1] Han L, Bian H, Ouyang J, et al. Wenyang Huazhuo Tongluo formula, a Chinese herbal decoction, improves skin fibrosis by promoting apoptosis and inhibiting proliferation through down-regulation of survivin and cyclin D1 in systemic sclerosis[J].BMC Complement Altern Med，2016，20：69.

[2] 卞华，范永升，楼兰花，等.温阳化浊通络方对系统性硬皮病成纤维细胞周期和增殖的影响 [J].中药材，2009，32（6）：936-939.

[3] 吕芹，卞华，陈志国，等.温阳化浊通络方含药血清对硬皮病成纤维细胞胶原分泌和 TGF-β1 表达的影响 [J].中国实验方剂学杂志，2011，17（16）：184-187.

[4] 卞华，吕芹，黄显章，等.温阳化浊通络方含药血清对系统性硬化病皮肤成纤维细胞 TGF-β1/Smad 信号通路的影响 [J].中国中西医结合杂志，2015，35（9）：1054-1059.

[5] 王倩，丁生晨，张超云，等.基于 Wnt/β-catenin 信号通路探讨温阳化浊通络方干预系统性硬化病纤维化的作用机制 [J].辽宁中医杂志，2019，46（2）：234-237.

[6] 卞华，吕芹，韩立，等.温阳化浊通络方对系统性硬化症模型小鼠 TGF-β1/Smad 信号通路的影响 [J].中医杂志，2015，56（4）：327-331.

[7] 张瓅方，王倩，杨雷，等.温阳化浊通络方对系统性硬化病小鼠体内血管内皮生长因子、结缔组织生长因子与内皮素 -1 水平的影响 [J].科学

技术与工程，2018，18（15）：215-219.

[8]王振亮，宋建平，张晓艳，等.当归四逆汤对 BALB/c 硬皮病小鼠皮肤组织中 CTGF，TGF-β 含量的影响 [J].中国实验方剂学杂志，2012，18（23）：179-182.

[9]熊俊闯.当归四逆汤对硬皮病小鼠循环血中 AECA、vWF、TXB$_2$、6-keto-PGF1α 含量的影响 [D].郑州：河南中医药大学，2017.

[10]吕小岩，李明，翁孟武，等.赤芍和茜草水提取物对系统性硬皮病成纤维细胞增殖及胶原合成影响的研究 [J].中药药理与临床，2007，23（2）：47-49.

[11]李明，吕小岩，翁孟武.丹参成分抑制系统性硬皮病成纤维细胞增殖及胶原表达的研究 [J].中华医学杂志，2007，87（34）：2426-2428.

[12]郑亮，周利平，江丽丽，等.中药丹参、川芎对硬皮病成纤维细胞增殖的影响 [J].湖北中医药大学学报，2009，11（4）：15-16.

[13]梁娟，吕军影，胡谋波，等.红花水煎液内服对硬皮病小鼠皮肤 RORγt 表达的影响 [J].风湿病与关节炎，2016，5（4）：5-9.

[14]杨欢欢，吕军影，黄李平，等.红花水煎液内服对硬皮病小鼠皮肤血管内皮生长因子表达的影响 [J].风湿病与关节炎，2014，3（4）：26-30.

[15]朱鹭冰，李明.活血化瘀中药对系统性硬皮病患者皮肤成纤维细胞胶原合成的影响 [J].中国中西医结合皮肤性病学杂志，2004，3（4）：205-207.

[16]潘厚儒，陈曦，张润田，等.活血除痹汤对硬皮病小鼠皮肤血小板衍生生长因子 A 和转移生长因子 -β 表达的影响 [J].中国中医药信息杂志，2017，24（3）：48-52.

[17]陈曦，张润田，潘厚儒，等.活血除痹汤对硬皮病模型小鼠皮损组织活性氧的影响 [J].中医杂志，2015，56（17）：1506-1508.

[18]李明，王强，胡东艳，等.温阳补肾中药对系统性硬皮病患者皮肤成纤维细胞增殖的影响 [J].中国麻风皮肤病杂志，2000，16（2）：106-107.

[19] 齐庆，毛越苹，易娟娟，等 . 补肾益精法中药复方对硬皮病小鼠皮肤纤维化的影响 [J]. 新中医，2012，44（6）：149-151.

[20] 邱路萍，田永贞，张佳林，等 . 补肾益精法对系统性硬皮病血管内皮间质转化的影响 [J]. 上海中医药大学学报，2017，31（1）：63-68.

[21] 韩敬端，邓婉莹，谢颂苗，等 . 基于 Fli1 调节的补肾益精法对硬皮病小鼠 EndMT 的影响 [J]. 环球中医药，2018，11（10）：1509-1514.

[22] 齐庆，毛越苹，易娟娟，等 . 补肾益精法对硬皮病成纤维细胞 SMAD3/FLI1 平衡的影响 [J]. 四川中医，2012，30（6）：43-44.

[23] 闫小宁，张建荣，李文彬，等 . 温阳除痹汤对硬皮病模型小鼠 CTGF 的影响 [J]. 中国中西医结合皮肤性病学杂志，2013，12（1）：13-16.

[24] 李桂，王晓军，李学增，等 . 五痹胶囊抗硬皮病模型小鼠实验研究 [J]. 山东中医杂志，2006，25（3）：190-192.

[25] 苏敏慧 . 基于玄府理论应用补肺清瘀法复方对硬皮病的作用和机制研究 [D]. 南京：南京中医药大学，2019.

[26] 杭煜宇 . 补肺清瘀颗粒对硬皮病模型小鼠肺及皮肤组织中 Smad2、Smad3、Smad7、CTGF 表达的影响 [D]. 南京：南京中医药大学，2016.

[27] 何承辉，康小龙，卢军，等 . 刺山柑总生物碱对系统性硬皮病小鼠核心蛋白多糖等表达的影响 [J]. 中华中医药杂志，2016，31（9）：3732-3734.

[28] 康小龙，何承辉，刘晶，等 . 刺山柑总生物碱对系统性硬皮病小鼠 Ⅲ型胶原表达的影响 [J]. 中国医科大学学报，2016，45（8）：688-691.

[29] 康小龙，何承辉，卢军 . 刺山柑总生物碱对系统性硬皮病 HGF/C-Met 通路的调控作用 [J]. 重庆医学，2019，48（14）：2353-2355，2359.

[30] 康小龙，刘晶，何承辉，等 . 刺山柑总生物碱对系统性硬皮病小鼠基质金属蛋白酶及其抑制剂的影响 [J]. 中国中医药信息杂志，2016，23（3）：51-53.

[31] 卞华，吕振领 . 温阳化浊通络方对 30 例系统性硬化病患者甲襞微循环的影响 [J]. 国医论坛，2009，24（4）：19-20.

[32]卞华，吕芹.温阳化浊通络汤治疗早期系统性硬化病临床观察[J].四川中医，2009，27（6）：66-67.

[33]张鹏，卞华，韩立，等.温阳化浊通络方治疗系统性硬化病41例[J].河南中医，2018，38（5）：754-757.

[34]卞华，袁敏，郜中明，等.温阳化浊通络方对系统性硬化病患者外周血Th17/Treg细胞平衡的影响[J].中国中西医结合杂志，2015，35（8）：975-980.

[35]李兴.当归四逆汤加味治疗寒湿阳虚型硬皮病临床观察[J].光明中医，2013，28（3）：488-490.

[36]彭礼真，席建元，蒋宁兰.当归四逆汤合辛桂温通酊治疗局限性硬皮病35例临床观察[J].湖南中医杂志，2019，35（2）：9-11.

[37]王宁，彭琳琳.当归四逆汤联合薄芝糖肽注射液治疗局限性硬皮病疗效及对CTGF、TGF-β1水平的影响[J].现代中西医结合杂志，2018，27（9）：996-999.

[38]朴勇洙，张岩，齐明明.当归四逆汤治疗系统性硬化症的疗效及对生存质量的影响[J].现代中西医结合杂志，2016，25（27）：2982-2984.

[39]陈剑梅.补肺清瘀颗粒治疗硬皮病的临床和实验研究[D].南京：南京中医药大学，2006.

[40]曾洲平，黎超伟，苏春志，等.补肺清瘀颗粒治疗硬皮病的临床疗效分析[J].深圳中西医结合杂志，2015，25（4）：152-153.

[41]董丹丹，陈剑梅，钱先.补肺清瘀法治疗硬皮病机制探讨[J].江苏中医药，2015，47（3）：17-18.

[42]杨莉，侯昱，唐希文，等.加味阳和汤治疗脾肾阳虚型硬化期系统性硬化临床观察[J].风湿病与关节炎，2013，2（1）：34-36.

[43]靳情，胡东流，王洪斌.加味阳和汤治疗系统性硬皮病的临床研究[J].蚌埠医学院学报，2005，30（1）：64-66.

[44]王洪彬，崔建美，赵舒，等.基于数据挖掘的中药防治硬皮病规律研究[J].世界科学技术—中医药现代化，2014，16（9）：1922-1926.

[45] 杨雪圆, 闫小宁, 蔡宛灵. 中药治疗硬皮病用药规律的文献分析 [J]. 风湿病与关节炎, 2019, 8 (4): 31-34.

[46] 杜桐, 刘维. 系统性硬化症中医文献分析概述 [J]. 风湿病与关节炎, 2017, 6 (1): 78-80.

[47] 张晶. 中医多种疗法治疗局限性硬皮病患者临床研究 [J]. 辽宁中医药大学学报, 2011, 13 (5): 190-191.

[48] 朱峪英, 凌雄, 吴小红. 刺络放血疗法治疗系统性硬化症临床观察 [J]. 山西中医, 2010, 26 (2): 28-30.

[49] 郭刚, 陆春玲, 安立. 中医外治方法治疗硬皮病的探讨 [J]. 四川中医, 2002, 20 (8): 18-19.

[50] 蔡茂庆, 郭敏骅, 陆群, 等. 系统性硬化症与肾阳虚的关系探讨 [J]. 中国中西医结合皮肤性病学杂志, 2002, 1 (1): 24-26.

[51] 李振国, 张庆昌. 从痰瘀阴络论治系统性硬皮病 [J]. 中国中医药信息杂志, 2002, 9 (7): 34-35.

[52] 唐冬菊, 任雷生, 王琳, 等. 活血化瘀类中药制剂治疗系统性硬皮病一例 [J]. 光明中医, 2009, 24 (7): 1370-1371.

[53] 苑飚, 李景德, 朱惠通, 等. 活血化瘀法治疗硬皮病临床实验观察 [J]. 中国中西医结合杂志, 1989 (1): 19-21.